Blut-Spritzen-Verletzungsphobie

Fortschritte der Psychotherapie
Band 50
Blut-Spritzen-Verletzungsphobie
von Prof. Dr. Anne Schienle und Dr. Verena Leutgeb

Herausgeber der Reihe:
Prof. Dr. Dietmar Schulte, Prof. Dr. Kurt Hahlweg,
Prof. Dr. Jürgen Margraf, Prof. Dr. Winfried Rief, Prof. Dr. Dieter Vaitl
Begründer der Reihe:
Dietmar Schulte, Klaus Grawe, Kurt Hahlweg, Dieter Vaitl

Blut-Spritzen-Verletzungsphobie

von Anne Schienle und Verena Leutgeb

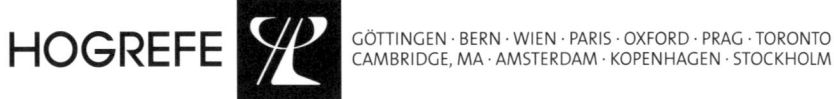

HOGREFE GÖTTINGEN · BERN · WIEN · PARIS · OXFORD · PRAG · TORONTO
CAMBRIDGE, MA · AMSTERDAM · KOPENHAGEN · STOCKHOLM

Prof. Dr. Anne Schienle, geb. 1967. 1986–1992 Studium der Psychologie mit Studienelement Medizin in Gießen. 1992–1993 Stipendiatin an der University of Wisconsin, Madison. 1993–2006 Wissenschaftliche Mitarbeiterin/Assistentin an der Universität Gießen. 1997 Promotion. 2003 Approbation zur Psychologischen Psychotherapeutin. 2004 Habilitation. 2004–2006 Vertretungsprofessur für Klinische Psychologie an der Universität Trier. Seit 2006 Professur für Klinische Psychologie an der Universität Graz und Leitung der psychotherapeutischen Lehr- und Forschungsambulanz.

Dr. Verena Leutgeb, geb. 1980. 1999–2005 Studium der Psychologie und Biologie in Salzburg. 2006–2007 Ausbildung zur Klinischen Psychologin und Gesundheitspsychologin im Bereich der Neuropsychologie und der psychiatrischen Rehabilitation. Seit 2007 Wissenschaftliche Mitarbeiterin am Institut für Psychologie der Universität Graz, Arbeitsbereich Klinische Psychologie. 2009 Abschluss des Studiums der Zoologie und 2010 Promotion.

Wichtiger Hinweis: Der Verlag hat für die Wiedergabe aller in diesem Buch enthaltenen Informationen (Programme, Verfahren, Mengen, Dosierungen, Applikationen etc.) mit Autoren bzw. Herausgebern große Mühe darauf verwandt, diese Angaben genau entsprechend dem Wissensstand bei Fertigstellung des Werkes abzudrucken. Trotz sorgfältiger Manuskriptherstellung und Korrektur des Satzes können Fehler nicht ganz ausgeschlossen werden. Autoren bzw. Herausgeber und Verlag übernehmen infolgedessen keine Verantwortung und keine daraus folgende oder sonstige Haftung, die auf irgendeine Art aus der Benutzung der in dem Werk enthaltenen Informationen oder Teilen davon entsteht. Geschützte Warennamen (Warenzeichen) werden nicht besonders kenntlich gemacht. Aus dem Fehlen eines solchen Hinweises kann also nicht geschlossen werden, dass es sich um einen freien Warennamen handele.

Bibliografische Information der Deutschen Nationalbibliothek

Die Deutsche Nationalbibliothek verzeichnet diese Publikation in der Deutschen Nationalbibliografie; detaillierte bibliografische Daten sind im Internet über http://dnb.dnb.de abrufbar.

© 2012 Hogrefe Verlag GmbH & Co. KG
Göttingen · Bern · Wien · Paris · Oxford · Prag · Toronto
Cambridge, MA · Amsterdam · Kopenhagen · Stockholm
Merkelstraße 3, 37085 Göttingen

http://www.hogrefe.de
Aktuelle Informationen · Weitere Titel zum Thema · Ergänzende Materialien

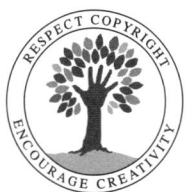
Satz: ARThür Grafik-Design & Kunst, Weimar
Druck: AZ Druck und Datentechnik, Kempten
Printed in Germany
Auf säurefreiem Papier gedruckt

ISBN 978-3-8017-2390-3

Inhaltsverzeichnis

Karten:

Exploration wichtiger diagnostischer Informationen

Symptomliste – Typische körperliche Anzeichen der vasovagalen
Synkope/Präsynkope

Ohnmachtsexploration

1   Beschreibung der Störung

Fallbeispiel: Blut-Spritzen-Verletzungsphobie

Frau G. ist eine 51-jährige Hausfrau, die unter extremer Angst vor Blutabnahmen und Impfungen leidet, die sich in den letzten Jahren auf weitere medizinische Kontexte, wie z. B. gynäkologische Untersuchungen ausgeweitet hat. Die Patientin hat eine ausgeprägte Neigung in den genannten Situationen in Ohnmacht zu fallen. Schon vor einer Blutabnahme steigert sich die Angst bis hin zur Panik mit Herzrasen, Schwitzen und Zittern. Frau G. fühlt sich völlig machtlos, ausgeliefert und beginnt in der Regel zu beten.

Die Patientin schildert in diesem Zusammenhang ein zentrales traumatisches Erlebnis aus der Kindheit. Im Alter von vier Jahren erkrankte Frau G. an Scharlach und musste im Krankenhaus behandelt werden. Um sie bei der Verabreichung einer Spritze ruhig zu halten, wurde sie an das Bett gebunden. Danach sei sie „verändert" gewesen und habe vor jeder Blutabnahme extreme Angst gehabt und versucht, diese zu vermeiden.

Die Befürchtungen von Frau G. beziehen sich vor allem darauf, sich im Rahmen einer Ohnmacht zu verletzen. Dies sei in der Vergangenheit auch schon häufiger vorgekommen. Als 12-jähriges Kind sei sie nach einer Schulimpfung im Flur zusammengebrochen und habe sich beim Fallen an der Heizung gestoßen und im Gesicht verletzt. Vor einigen Jahren sei sie beim Einsetzen der Spirale aufgrund einer Ohnmacht vom Untersuchungsstuhl gefallen. Ihre halbe Körperseite wäre grün und blau geworden. Frau G. hatte sich aufgrund dieser Erfahrungen ein Verhütungsstäbchen unter die Haut des Oberarms einsetzen lassen. Dieses hätte schon seit einigen Jahren entfernt werden sollen, da sich Bindehautverwachsungen eingestellt haben und die Patientin bereits die Menopause erreicht hat. Sie fürchtet allerdings die Spritze im Rahmen der Lokalästhesie, die für diesen Eingriff nötig wäre.

Die Ohnmacht würde sich immer sehr schnell entwickeln. Typische körperliche Vorboten seien kalte schwitzende Hände, Übelkeit und verändertes Hören und Sehen (alles erscheint weit entfernt). Danach kommt es regelmäßig zum kompletten Verlust des Bewusstseins, wobei sich ihre Augen „nach hinten drehen" würden. Behandelnde Ärzte und medizinisches Personal hätten bisher verschreckt auf ihre Symptome reagiert (und einen möglichen epileptischen Anfall in Betracht gezogen) oder mit Unverständnis bzw. Ermahnungen reagiert (sie „solle sich zusammenreißen"), sodass sie sich für ihre Ohnmachtsneigung sehr schäme. Bei Wiedererlangen des Bewusstseins fühle sie sich erschöpft, habe Bauchschmerzen und müsse weinen.

Aufgrund der Symptomatik hat sich ein ausgeprägtes Vermeidungsverhalten im Hinblick auf fast alle medizinischen Untersuchungen entwickelt. Eine Ausnahme bilden Zahnbehandlungen (z. B. Bohren von Zähnen), die Frau G. ohne Betäubung aufgrund ihrer Spritzenangst vornehmen lässt und lieber die entstehenden Schmerzen erträgt.

Blutabnahmen und Impfungen sind häufig angstbesetzt

Blutabnahmen bzw. Impfungen lösen bei vielen Menschen Unbehagen aus. Auch die Vorstellung bei kleineren Verletzungen oder medizinischen Eingriffen (z. B. Schnittwunden, Entfernung eines Muttermals) Blut sehen zu müssen ist für viele unangenehm. Bei Betroffenen, die unter einer Blut-Spritzen-Verletzungsphobie (im Weiteren BSV-Phobie) leiden, ist die Angst vor solchen Eingriffen bzw. Situationen jedoch so groß, dass sie entweder ganz gemieden oder nur mit größter Anstrengung ertragen werden können. In vielen Fällen zieht das mit der Störung assoziierte Vermeidungsverhalten negative gesundheitliche Folgen nach sich. Betroffene nutzen notwendige Vorsorgemaßnahmen nicht (z. B. Grippeimpfungen), vermeiden Blutuntersuchungen im Rahmen medizinischer Diagnostik oder schieben bereits kleinere medizinische Eingriffe auf, wie das Entfernen eines Hormonstäbchens, obwohl sich bereits Bindehautverwachsungen gebildet haben (siehe Fallbeispiel).

Für eine BSV-Phobie sind Angst vor der Ohnmacht und Vermeidungsverhalten zentral

Im Zentrum der Angst steht häufig die für diese Störung typische Ohnmachtsreaktion. Die Betroffenen fürchten in den phobischen Situationen das Bewusstsein zu verlieren, sich dabei zu verletzen und/oder den Unmut des medizinischen Personals aufgrund ihrer Angst- und Ohnmachtsreaktion auf sich zu ziehen, wofür sie sich schämen. In der Tat fühlen sich Ärzte häufig durch Blut-Spritzen-Verletzungsphobiker sehr gefordert. Wenig einfühlsamer Umgang mit den Betroffenen und das Ohnmachtserleben selbst, das als kompletter Kontrollverlust erlebt wird, stellen wichtige Faktoren dar, die zur Aufrechterhaltung der Störung beitragen.

1.1   Klassifikation

Die Blut-Spritzen-Verletzungsphobie wird nach DSM (300.29) und ICD (F42.4) zu den Spezifischen Phobien gerechnet. Als Leitsymptom dieser Störungsklasse gilt die intensive, schwer zu kontrollierende und anhaltende Angst vor einem spezifischen Reiz bzw. einer umschriebenen Situation, wie dem Anblick von Blut und Verletzungen, vor Spritzen, vor Blutabnahmen oder anderen (invasiven) medizinische Eingriffen, wie z. B. vor Zahnbehandlungen. Die Angst, die von erwachsenen Patienten als unbegründet oder zumindest als übertrieben bewertet wird, führt zu ausgeprägtem Leiden und Vermeidungsverhalten. Es ist gerade die Erwartungsangst, die zum Aufschub oder zum Unterlassen notwendiger medizinischer Diagnostik und Behandlung führt, mit zum Teil weitreichenden Konsequenzen für das körperliche und psychische Wohlbefinden der Betroffenen.

Leitsymptome: Angst vor dem Anblick von Blut und Verletzungen, vor Spritzen, Blutabnahmen und medizinischen Eingriffen

---

Diagnosekriterien der Spezifischen Phobie DSM-IV-TR (300.29)

A. Ausgeprägte und anhaltende Angst, die durch das Vorhandensein oder die Erwartung eines spezifischen Objekts oder einer spezifischen Situation ausgelöst wird (z. B. eine Spritze bekommen, Blut sehen).

B. Die Konfrontation mit dem phobischen Reiz ruft fast immer eine unmittelbare Angstreaktion hervor.
Beachte: Bei Kindern kann sich die Angst in Form von Weinen, Wutanfällen, Erstarren oder Anklammern ausdrücken.

C. Die Person erkennt, dass die Angst übertrieben oder unbegründet ist.
Beachte: Bei Kindern darf dieses Merkmal fehlen.

D. Die phobischen Situationen werden gemieden bzw. nur unter starker Angst oder starkem Unbehagen ertragen.

E. Das Vermeidungsverhalten, die ängstliche Erwartungshaltung oder das Unbehagen in den gefürchteten Situationen schränkt deutlich die normale Lebensführung der Person, ihre berufliche (schulische) Leistung oder sozialen Aktivitäten ein, oder die Phobie verursacht erhebliches Leiden für die Person.

F. Bei Personen unter 18 Jahren hält die Phobie über mindestens sechs Monate an.

G. Die Symptome können nicht durch eine andere psychische Störung besser erklärt werden.

Blut-Spritzen-Verletzungs-Typus: Die Angst wird ausgelöst durch den Anblick von Blut oder einer Verletzung, durch Injektionen oder invasive medizinische Maßnahmen. Charakteristisch ist eine starke vasovagale Reaktion, die familiär gehäuft auftritt. 75 % der Betroffenen haben in der phobischen Situation Ohnmachtsanfälle erlebt.

Im ICD steht für phobische Ängste, die in der Kindheit wiederkehrend oder anhaltend auftreten, intensiv sind und zu Beeinträchtigungen führen, zusätzlich die Kategorie Phobische Störung des Kindesalters zur Verfügung (F93.1). Diese Kategorie ist für entwicklungsphasenspezifische Befürchtungen vorgesehen, zu denen man auch Ängste vor Blut und Verletzungen zählen kann. Diese treten in der Regel zum ersten Mal im Alter

Phobische Störung des Kindesalters

zwischen 5 und 7 Jahren auf (Carr, 1999). Allerdings weist die Symptomatik der BSV-Phobie im Kindes- und Erwachsenenalter große Überschneidungen auf, sodass eine einheitliche Verwendung der diagnostischen Kategorie F42.4 sinnvoll erscheint.

1.2 Erscheinungsformen

Obwohl die BSV-Phobie als ein einheitlicher Subtypus der Spezifischen Phobie gilt, liegen Befunde vor, die eine weitere Untergliederung dieser Störungskategorie nahe legen (Öst, 1992). Wie bereits bei der Beschreibung des Syndroms deutlich wurde, können unterschiedliche Stimuli und Situationen störungsrelevant sein. So steht bei manchen Patienten die Ohnmachtssymptomatik im Vordergrund, während bei anderen die Angst vor Schmerzen bzw. Verletzung zentral ist. Wieder andere Betroffene fürchten im Rahmen medizinischer Interventionen die Kontrolle zu verlieren und sich zu blamieren.

Zentrale Befürchtungen von BSV-Phobikern: Ohnmacht, Schmerz, Kontrollverlust, Scham

Als somatisches Spezifikum der BSV-Phobie gilt die vasovagale Synkope, die bei ca. 75 % der Betroffenen auftritt und nicht bei anderen Subtypen der Spezifischen Phobie zu finden ist (APA, 2000). Die Ohnmacht und die Angst vor dieser sind charakteristisch für Blutphobien, bei denen vor allem der Anblick von Blut und Verletzungen kritisch ist. Die Betroffenen fürchten dabei zum einen die ohnmachtsbedingten körperlichen Konsequenzen (z. B. mögliche Verletzung beim Fallen), die psychischen (z. B. Gefühl des Kontrollverlustes), aber auch die negativen sozialen Folgen (z. B. Peinlichkeit; Öst, 1992).

Bei Patienten mit primärer Spritzenphobie oder auch Zahnbehandlungsphobie spielen Ohnmachtssymptome zum Teil gar keine Rolle oder sind von untergeordneter Bedeutung (Öst, 1992). Typische körperliche Angstsymptome sind muskuläre Anspannung, Herzrasen und Zittern. Inhaltlich beziehen sich injektionsbezogene Ängste auf die Tatsache, es könnte versehentlich Luft injiziert werden, wodurch möglicherweise eine Embolie ausgelöst wird, es könnte ein Blutgefäß durchstochen, ein Knochen getroffen oder ein Muskel durch die Nadel geschädigt werden. Zahnbehandlungsphobiker befürchten vielfach, dass ein Nerv im Rahmen der Behandlung berührt werden könnte, oder dass der Zahnarzt die Wange, die Zunge oder das Zahnfleisch verletzt. Es besteht somit eine hohe Schmerzerwartung, und tatsächlich wird die Schmerzwahrnehmung durch die Muskelanspannung der Betroffenen häufig noch verstärkt (z. B. bei intramuskulären Injektionen, bei der ein Wirkstoff in die Skelettmuskulatur injiziert wird). Bei Blutphobikern hingegen wird der mit der Behandlung assoziierte Schmerz häufig sogar in Kauf genommen, um dadurch zum Beispiel eine Spritze für eine Lokalanästhesie zu vermeiden (siehe Fallbeispiel).

4

Schließlich berichten viele Zahnbehandlungsphobiker, dass neben den erwarteten Schmerzen im Rahmen der Behandlung das Gefühl des Ausgeliefertseins und mangelnder Kontrolle zentral für ihre Angst ist. Eine ausführliche Beschreibung der Zahnbehandlungsphobie findet sich im gleichnamigen Band dieser Buchreihe von Sartory und Wannemüller (2010).

Bei den genannten Symptomen kommt es durchaus zu Überschneidungen zwischen den Subgruppen der BSV-Phobie (Blut-, Spritzen-, Zahnbehandlungsphobie). Auffällig ist jedoch, dass es bezüglich der körperlichen Reaktionen in den angstauslösenden Situationen zu einer klaren Zweiteilung kommt, von Patienten mit Ohnmachtszeichen (z. B. Schwindel, verschwommenes Sehen, Übelkeit) oder sympathisch dominierten Angstsymptomen (z. B. Muskelanspannung, Herzklopfen) ohne Ohnmachtsneigung (Page, 1998).

Merke: Erscheinungsformen der BSV-Phobie

- *Blut- und Verletzungsphobie:* Zentral ist vor allem die Angst vor Blut und Verletzungen; sehr häufig kommt es bei Konfrontation zu einer Ohnmachtsreaktion; auf diese beziehen sich auch primär die Befürchtungen der Patienten.
- *Spritzenphobie:* Zentral ist die Angst vor Injektionen; bei Konfrontation kommt es vor allem zu einer sympathischen Aktivierung; die Patienten befürchten vor allem den Schmerz.
- *Zahnbehandlungsphobie:* Zentral ist die Angst vor der Zahnbehandlung; bei Konfrontation kommt es zu einer sympathischen Aktivierung; die Patienten befürchten Schmerz und Kontrollverlust.

1.3   Synkope

Die vasovagale Synkope (aus dem Griechischen synkóptein = zusammenschlagen, zusammenziehen) oder auch Präsynkope (erste Anzeichen einer Ohnmacht) sind die charakteristischen Merkmale der Blutphobie, die sie von allen anderen Typen der spezifischen Phobie unterscheiden. So lenkte Marks (1988) zum ersten Mal die Aufmerksamkeit auf diese Reaktionsbesonderheit, indem er zeigte, dass lediglich 0.02 % einer Stichprobe mit „gemischten Phobien" schon einmal eine Ohnmacht erlebt hatte, während es 100 % bei den von ihm befragten BSV-Phobikern waren. Dieses einzigartige Synkopen-Merkmal der BSV-Phobie wird auch in der Textrevision des Diagnostischen und Statistischen Manuals Psychischer Störungen (DSM-IV-TR, APA, 2000) hervorgehoben:

„Eine vasovagale Ohnmachtsreaktion ist für den Blut-Spritzen-Verletzungs-Typus der Spezifischen Phobien charakteristisch […] Die physiologische Reaktion ist charakterisiert durch eine kurze, initiale Beschleu-

Besonderheit der BSV-Phobie: die vasovagale Synkope

5

nigung der Herzfrequenz und Blutdruckerhöhung gefolgt von einer
Verlangsamung der Herzfrequenz und einem Abfall des Blutdrucks, was
im Kontrast zur üblichen Beschleunigung der Herzfrequenz und der
Blutdruckerhöhung bei anderen Formen der Spezifischen Phobie steht
(S. 496)."

Merke: Synkope vs. Präsynkope

- *Synkope:* Bewusstseinsverlust durch globale Hirnperfusionsminderung (reduzierter Blutfluss zum Gehirn) mit in der Regel spontaner Erholung durch die Lageveränderung nach maximal einigen Minuten.
- *Präsynkope:* Prodromalphase (Vorboten) einer Synkope mit Schwinden der Sinne (z. B. eingeschränktes Sehfeld, „Leisehören"), Wärmegefühl, Schwitzen und Übelkeit. Häufig kommt es außerdem zur Hyperventilation. Die Präsynkope muss nicht zwangsläufig in eine Synkope übergehen.

Die zentralnervösen Mechanismen, die zur Ohnmacht im Rahmen der BSV-Phobie führen, sind noch nicht völlig aufgeklärt. Die Betroffenen zeigen eine typische diphasische Reaktion im Rahmen der Exposition.

Diphasischer Reaktionsverlauf der Synkope

Dabei kommt es zunächst zu einem kurzen, zum Teil nur wenige Sekunden andauernden Anstieg des Blutdrucks und der Herzrate (Tachykardie), einem Muster, das typischerweise im Rahmen der Kampf- oder Fluchtreaktion in einer angstauslösenden Situation erwartet wird. Im Anschluss an diese Reaktion folgt ein schnelles Absinken der Herzrate (Bradykardie) und des arteriellen Blutdrucks (Hypotension), bedingt durch eine Erweiterung der peripheren Gefäße in der Muskulatur.

„Versacken" des Blutes führt zur Ohnmacht

Das Blut „versackt", wodurch eine Minderdurchblutung des Gehirns droht und es deshalb zum Verlust des Bewusstseins kommt. Der Körper geht durch die Ohnmacht in eine waagrechte Position, was als Selbstschutzmechanismus verstanden werden kann, da durch diese Körperposition der Blutzufluss zum Gehirn erleichtert wird. Das Bewusstsein kehrt häufig bereits innerhalb weniger Sekunden wieder zurück. Allerdings fühlen sich die Betroffenen häufig nach Wiedererlangen des Bewusstseins für eine längere Zeit noch benommen und sind erschöpft.

Merke: Die vasovagale Reaktion

- *Erste Phase:* sympathisch dominiert; Herzratenbeschleunigung.
- *Zweite Phase:* Drosselung sympathischer bzw. verstärkte parasympathische Aktivierung; Herzratenverlangsamung; Erweiterung peripherer Gefäße; Absinken des Blutdrucks.

Ohnmachtsrelevante Situationen

BSV-Phobiker berichten von verschiedenen ohnmachtsrelevanten Situationen. Dazu zählen:

6

a) Antizipation einer Situation die Blut/Verletzungen/Spritzen involviert.
b) Betrachten von Blut/Verletzungen/Spritzen.
c) Hören/Lesen störungsrelevanter Informationen.
d) Entfernen/Ziehen einer Injektionsnadel bzw. Beendigung einer diagnostischen Maßnahme/Behandlung.
e) Besuch eines Krankenhauses/Krankenzimmers.

Da sich die störungsrelevanten Situationen häufig auf den indirekten Kontakt mit dem phobierelevanten Objekt beziehen (z.B. Hören eines Berichtes über einen medizinischen Eingriff) bzw. die Ohnmacht sogar beim Entfernen der Bedrohung (z.B. Ziehen der Injektionsnadel) auftritt, wird im Englischen der Begriff *„emotional fainting"* verwendet. Damit wird betont, dass es vor allem emotionale Stressoren sind, die die Synkope auslösen, die in ihrer Bedeutung die somatischen Stressoren (z.B. Punktion eines Gefäßes) übertreffen. Darüber hinaus wird im angloamerikanischen Raum auch der Begriff des „simple fainting" verwendet, um hervorzuheben, dass es im Rahmen der vasovagalen Synkope generell zur Spontanremission kommt und somatische Grunderkrankungen bzw. Folgeschäden (abgesehen von möglichen Fallverletzungen) ausgeschlossen werden können (und müssen).

„Emotional fainting": emotionale Stressoren wichtiger als somatische Stressoren

Versuche, Untergruppen von BSV-Phobikern zu bilden, die unter spezifischen Ohnmachtsformen leiden, um dies eventuell therapeutisch zu nutzen, haben sich bisher als wenig erfolgreich erwiesen (z.B. Personen, die beim Anblick von Blut oder die nach dem Ziehen der Injektionsnadel in Ohnmacht fallen). Auch eine Unterscheidung von Patienten, die eine volle Ohnmacht entwickeln bzw. lediglich Prodromalsymptome aufweisen, hat sich für die Therapieplanung nicht etabliert.

Demgegenüber lässt sich jedoch ein charakteristischer Phasenverlauf einer vasovagalen Synkope identifizieren:

Drei Phasen der Synkope

a) *Prodromalphase:* Gekennzeichnet durch individuelle Symptome (siehe Kasten) und variable Dauer, sodass es für die betroffenen Patienten unterschiedlich schwer ist, Frühzeichen der Ohnmacht zu erkennen und effektiv gegenzusteuern.
b) *Ohnmacht:* Verlust des Bewusstseins (in der Regel für nur wenige Sekunden).
c) *Erholung:* Wiedererlangen des Bewusstseins; mögliches Anhalten verschiedener Prodromalsymptome (z.B. Übelkeit, Schwindel) für eine variable Zeitdauer (von Minuten bis Stunden) und Auftreten zusätzlicher Symptome (z.B. exzessives Schwitzen (Diaphorese), Weinen, Bauchschmerzen).

Außerdem gibt es typische körperliche Symptome einer vasovagalen Synkope bzw. Präsynkope (siehe Kasten):

Typische körperliche Anzeichen der vasovagalen Synkope/ Präsynkope

- Schwindel, Benommenheit.
- Blässe.
- Wärmegefühl, kalte schwitzende Hände.
- Schwäche, Abnahme der Muskelspannung, „weiche Knie".
- Kribbeln, Missempfindungen auf der Haut.
- Übelkeit, epigastrisches Unwohlsein („komisches Gefühl im Bauch").
- Verschwommenes Sehen, eingeschränktes Sehfeld, Schwarzwerden vor Augen.
- Ohrgeräusche, „Leisehören".

Vasovagale Synkope bei Blutspendern häufig

Die Schlussfolgerung, dass eine Ohnmacht im Zusammenhang mit Blutabnahmen einen Indikator für das Vorliegen einer BSV-Phobie darstellt, ist nicht zulässig. Vasovagale Synkopen sind ein nicht seltenes Phänomen unter Blutspendern (berichtete Prävalenz zwischen 1 % und 15 %; einzelne Symptome, wie z. B. Schwindel, Übelkeit bei 40 %), besonders im Rahmen der ersten Blutabnahme (Ditto et al., 2009). Neben mangelnder Erfahrung mit der Prozedur des Blutspendens sagt auch bei nicht klinischen Stichproben die antizipatorische Angst die Wahrscheinlichkeit einer Ohnmacht vorher (Ditto et al., 2009).

1.4 Differenzialdiagnose

Körperliche Erkrankungen

Die Neigung zur Synkope kann verschiedene organische Ursachen haben

Menschen mit chronischen Kreislaufleiden bzw. Herzerkrankungen (z. B. koronare Herzkrankheit, Myocarditis, Herzklappen-Anomalien, Bluthochdruck) können zu Ohnmachtsanfällen (kardialen Synkopen) neigen. Eine solche kardiale Ursache einer Synkope muss für eine BSV-Phobie-Diagnose ausgeschlossen werden. Der typische Patient mit vasovagaler Synkope zeigt außerhalb der Anfälle mit Bewusstlosigkeit in der körperlichen Untersuchung keine auffälligen Befunde, wie z. B. ein abnormes Ruhe-EKG.

Darüber hinaus gibt es weitere ernsthafte körperliche Störungen, im Rahmen derer es zu Ohnmachtsanfällen kommen kann, wie Kopfverletzungen, Epilepsie, Diabetes oder Erkrankungen des Innenohrs, Hirnstammischämien und dissoziative Anfalle. Auch Sturzattacken ohne Bewusstseinsverlust („drop attacks") zählen nicht zu den Synkopen.

Schließlich entwickeln Patienten, die unter chronischen Erkrankungen leiden zum Teil Aversionen bzw. Sensitivierungen gegenüber bestimmten medizinischen Prozeduren (z. B. zunehmende Probleme von Diabetikern, sich täglich Insulin zu spritzen) oder Patienten, die spezifische Erfahrungen in medizinischen Kontexten gemacht haben (Aversion gegenüber Infusionen bei Krebspatienten, die eine Chemotherapie durchlaufen mussten). Solche Phänomene zählen nicht zur BSV-Phobie.

Differenzialdiagnose der vasovagalen Synkope

Sheldon et al. (2006) haben für die Bestimmung und Abgrenzung vasovagaler Synkopen von anderen Synkopenformen mit organischer Grunderkrankung einen kurzen Fragebogen entwickelt. Die Autoren stellten insgesamt 418 Personen mit Ohnmachtsneigung jeweils mehr als 100 Fragen zur Geschichte und zum medizinischen Hintergrund der Symptomatik. Die unten aufgeführten sieben Fragen differenzierten zwischen den zwei Gruppen (vasovagale vs. non-vasovagale Synkope). Personen mit vasovagaler Ohnmachtsneigung konnten dadurch zu 90 % korrekt klassifiziert werden.

Differenzial-diagnose mittels Frage-bogen

Tabelle 1: 7 Fragen zur Differenzialdiagnose der vasovagalen Synkope (vgl. Sheldon et al., 2006, Übersetzung der Autorinnen)

Fragen	Punkte (falls zutreffend)
1. Gibt es eine Geschichte von wenigstem einem bifaszi-kulären Block (Störung oder Unterbrechung des intra-ventrikulären Erregungsleitungssystems als Folge einer Myokardschädigung), Asystolen, supraventrikulärer Tachykardie oder Diabetes?	−5
2. Haben Umstehende schon einmal bemerkt, dass Sie während der Ohnmacht blau wurden?	−4
3. Haben Ihre Synkopen begonnen, als Sie 35 Jahre oder älter waren?	−3
4. Erinnern Sie sich an irgendetwas, als Sie bewusstlos waren?	−2
5. Haben Sie Schwindel- oder Ohnmachtsanfälle nach längerem Sitzen oder Stehen?	1
6. Schwitzen Sie oder fühlen Sie sich warm, bevor Sie in Ohnmacht fallen?	2
7. Haben Sie Schwindel- oder Ohnmachtsanfälle bei Schmerzen oder in medizinischen Kontexten?	3

Anmerkung: Der Patient hat mit 90 %-Wahrscheinlichkeit eine vasovagale Synkope, wenn er mehr als −2 Punkte erzielt.

Durch die Studie wird deutlich, dass BSV-Phobiker häufig neben einer blutassoziierten Ohnmacht auch zu einer lagebedingten Ohnmacht neigen (orthostatische Intoleranz; siehe Frage 5). Diese ist definiert als zunehmende Unverträglichkeit des Stehens durch Benommenheits- oder Schwächegefühle. Darüber hinaus können Nacken- und Schulterschmerzen auftreten, und es kann zu Atembeschwerden mit Palpitationen (als störend empfundene Wahrnehmung des eigenen Herzschlags) oder Übelkeit kommen. Durch langes Stehen oder Sitzen wird eine Umverteilung des Blutvolumens bewirkt. Das Blut sammelt sich in der unteren Körperhälfte, wodurch eine Sauerstoff-Mangelversorgung des Gehirns droht und kompensatorisch eine Ohnmacht auftritt.

Typisch für die Präsynkope selbst sind ein Wärmegefühl und das Schwitzen (häufig kalter Schweiß an den Händen), die in medizinischen Kontexten (also bei Blutabnahmen, Injektionen usw.) ausgelöst werden. Neben den störungsspezifischen Reizen sind es zum Teil auch (überraschende) Schmerzerlebnisse, wie z. B. das Stoßen des Knies oder Ellenbogens, die bei den Betroffenen eine Synkope initiieren (Fragen 6 und 7). Die vasovagale Synkope mit komplettem Bewusstseinsverlust führt häufig zu einem Gedächtnisverlust bezüglich aller Vorgänge während der Ohnmacht (Frage 4).

Ein wichtiges differenzialdiagnostisches Kriterium ist der erste Zeitpunkt des Auftretens einer Synkope. Dieser liegt bei BSV-Phobien in der Kindheit. Obwohl viele Betroffene den ersten Ohnmachtsanfall nicht erinnern können, wird in der Anamnese deutlich, dass es sich um ein Problem handelt, dass schon in der Kindheit präsent war (Frage 3).

Schließlich macht es das Vorliegen einer kardialen Grunderkrankung, für die auch das Symptom einer bläulichen Gesichtsfarbe während der Ohnmacht spricht, unwahrscheinlich, dass es sich um eine vasovagale Synkope handelt (Fragen 1 und 2).

Psychische Störungen

In der Regel ist die Abgrenzung der BSV-Phobie von anderen psychischen Störungen aufgrund deren Symptomspezifität (Ohnmacht in blut- und verletzungsrelevanten Situationen) nicht schwierig.

Auch Panik-
attacken
können zu kurz-
zeitigem
Bewusstseins-
verlust führen

Zu einem kurzzeitigen Verlust des Bewusstseins kann es jedoch auch im Rahmen anderer Angststörungen kommen, die mit Panikattacken assoziiert sind, wie der Panikstörung. In einer Studie von Kroenke et al. (1994) litten 50 % aller Patienten (n = 1.000), die wegen Ohnmachtssymptomen die Notaufnahme aufgesucht hatten, an einer Angststörung (und nicht an einer somatischen Erkrankung). Dabei wird die panikbedingte Ohnmacht durch die Hyperventilation initiiert; diese ist also primär durch das veränderte Atmungsmuster verursacht.

Symptome einer vermeintlichen Präsynkope (u. a. Übelkeit, Schwindel, Bedürfnis sich hinzulegen) sind bei vielen psychischen Störungen (z. B. bei affektiven Störungen, Somatisierungsstörungen) zu finden. Die Differenzialdiagnose ist leicht über die unterschiedlichen Kontexte, in denen diese körperlichen Missempfindungen auftreten, zu stellen.

Die Vermeidung medizinischer Diagnostik und Behandlung ist ein weiteres Kennzeichen der BSV-Phobie. Ein solches Vermeidungsverhalten kann jedoch auch primär durch soziale Ängste (Angst vor dem Arzt als Autoritätsperson, Schamempfinden bezüglich bestimmter Untersuchungen) motiviert sein und ist dann der Sozialphobie zuzurechnen.

Körperliche Missempfindungen und Angst in medizinischem Kontext treten auch im Rahmen einer Hypochondrie auf. Während diese Patienten jedoch ärztliche Untersuchungen wiederholt aufsuchen, um eine Diagnosestellung zu ermöglichen, ist die BSV-Phobie primär durch Vermeidung ärztlicher Untersuchungen gekennzeichnet.

Therapierelevant ist die Abgrenzung verschiedener Subtypen der BSV-Phobie. Wie bereits in Kapitel 1.2 erwähnt, gibt es Formen, die nicht durch vasovagale Reaktionen während einer Exposition gekennzeichnet sind. Dies ist häufig bei der Zahnbehandlungsphobie oder auch bei einer primären Spritzenphobie der Fall, die ein sympathisch dominiertes somatisches Angstprofil aufweisen. Je nach somatischem Reaktionsmuster sind den Betroffenen unterschiedliche Copingstrategien zu vermitteln (siehe Kapitel 4).

Die Subtypen der BSV-Phobie sind wichtig für Therapieplanung

1.5 Komorbidität

Es gibt nur wenige empirische Studien, die sich mit Komorbiditätsraten für ausgewählte Typen der Spezifische Phobie beschäftigt haben. Eine Ausnahme bildet die epidemiologische Erhebung von Becker et al. (2007), in der allerdings ausschließlich Ergebnisse für Frauen (n = 2.064) berichtet werden. Hierbei fand sich eine erhöhte Wahrscheinlichkeit für BSV-Phobikerinnen, an einer weiteren Angststörung bzw. einer psychischen Störung mit Beginn in der Kindheit zu leiden.

Die Studie von Depla et al. (2008) ergab für Patienten mit BSV-Phobie eine stärkere Beeinträchtigung, stärker ausgeprägte Komorbidität und mehr Persönlichkeitsprobleme im Vergleich zu anderen Phobietypen (Tiere, Höhen und Wasser). Blutphobiker hatten ein erhöhtes Risiko an einer weiteren Angststörung, an einer affektiven Störung bzw. an einer Sucht- bzw. Abhängigkeitsstörung zu leiden (n = 7.067). Dieses Komorbiditätsmuster entsprach dem anderer Spezifischer Phobie-Typen.

In Erhebungen, die die Gruppe Spezifischer Phobien als Gesamtheit untersuchten, wurde deutlich, dass die Komorbidität und die Relevanz einer

Komorbiditäten sind häufig

frühen therapeutischen Intervention häufig unterschätzt werden. In einer großangelegten europäischen Studie (European Study of the Epidemiology of Mental Disorders, ESEMeD) wurden an einer Stichprobe von 21.425 Befragten unter anderem auch Komorbiditätsraten für Spezifische Phobien mit anderen psychischen Erkrankungen untersucht. Von den mit einer Spezifischen Phobie diagnostizierten Teilnehmern wiesen 6.2 % eine Major Depression, 3.5 % eine Dysthmie, 6.7 % eine Generalisierte Angststörung und 9.7 % eine Sozialphobie auf (Alonso et al., 2004).

Schließlich konnte im Rahmen einer prospektiven Studie an 1.538 deutschen Frauen gezeigt werden, dass Frauen, die unter einer Spezifischen Phobie litten, ein zweifach erhöhtes Risiko hatten, innerhalb der nächsten 17 Monate an einer weiteren Angststörung (insbesondere an einer Generalisierten Angststörung), Depression oder einer Somatoformen Störung zu erkranken (Trumpf et al., 2010).

1.6   Epidemiologie

Die Punkt-prävalenz-Schätzungen liegen zwischen 2 und 3 %

Epidemiologische Studien deuten darauf hin, dass die Punktprävalenz der BSV-Phobie zwischen 2 % und 3 % liegt. Fredrikson et al. (1996) fanden in einer Befragung von 704 Personen im Alter zwischen 18 und 70 Jahren eine Punktprävalenz von 3 % für die sogenannte Mutilationsphobie (Angst vor Spritzen, Verletzungen, Zahnarzt) in der schwedischen Bevölkerung. Im Rahmen der Dresdner Psychischen Gesundheits-Studie (Becker et al., 2007) wurden 2.064 Frauen befragt, von denen 1.8 % an einer BSV-Phobie litten. In der „Netherlands Mental Health Survey and Incidence Study" (NEMESIS) zeigte sich an einer Stichprobe von 7.076 Niederländern im Alter von 18 bis 65 Jahren eine Lebenszeitprävalenz von 3.2 % für diesen Phobietypus (Depla et al., 2008).

1.7   Geschlechterunterschiede

Geschlechts-unterschiede geringer ausgeprägt als bei anderen Subtypen der Spezifischen Phobie

Die bisher vorliegenden epidemiologischen Studien sprechen dafür, dass die BSV-Phobie häufiger bei Frauen als bei Männern auftritt. Allerdings sind die Geschlechterunterschiede geringer ausgeprägt als bei anderen Spezifischen Phobietypen, wie z. B. den Tierphobien. Bienvenu und Eaton (1998) berichteten für eine nordamerikanische Stichprobe eine Lebenszeitprävalenz der BSV-Phobie von 4.4 % für Frauen und 1.8 % für Männer. Fredrikson et al. (1996) hingegen fanden keine Geschlechterunterschiede bezüglich der Punktprävalenz für die Mutilationsphobie (Angst vor Spritzen, Verletzungen, Zahnbehandlung), von der 3.2 % der untersuchten Frauen und 2.7 % der untersuchten Männer betroffen waren. Auch in einer

12

Studie mit 8- und 9-jährigen Kindern gab es keine überzufälligen Geschlechtereffekte für die Mutilationsphobie (1.2 % bei Jungen vs. 2.3 % bei Mädchen; Lichtenstein & Annas, 2000).

1.8   Verlauf und Prognose

Spezifische Phobien beginnen in der Regel in der Kindheit. Dazu zählt auch die Gruppe der BSV-Phobien mit einem durchschnittlichen Ersterkrankungsalter von 9 Jahren für Blutphobien und von 12 Jahren für die Zahnbehandlungsphobie, wie eine retrospektiven Befragung von Öst (1987) ergab. Bienvenu und Eaton (1998) berichten einen noch früheren Erkrankungsbeginn, nämlich im Durchschnitt von 5.5 Jahren. Auch Becker et al. (2007) fanden einen frühen Beginn blutphobischer Symptome (7 Jahre). Depla et al. (2008) berichten einen Median für den Erkrankungsbeginn von 10 Jahren. In dieser Studie wurde darüber hinaus deutlich, dass im Vergleich zu anderen Subtypen der Spezifischen Phobie Blutphobien eine erhöhte Wahrscheinlichkeit für eine Langzeit-Pathologie aufwiesen.

Der Beginn der Störung liegt meist in der Kindheit

Andererseits gibt es Hinweise darauf, dass sich einzelne Symptome der BSV-Phobie mit zunehmendem Alter abschwächen. Fredrikson et al. (1996) fanden, dass sich die Angst vor Injektionen mit zunehmenden Lebensalter reduziert. Ebenso scheint die Frequenz und Intensität vasovagaler Synkopen mit dem Alter abzunehmen (Parry & Kenny, 1999).

2   Störungskomponenten und -modelle

Zur Erklärung der Entstehung und Aufrechterhaltung der BSV-Phobie werden verschiedene Faktoren und Modelle diskutiert.

2.1   Genetik

Page und Martin (1998) identifizierten in einer Zwillingsstudie einen relevanten genetischen Faktor für die Entstehung der BSV-Phobie, der mit der Ohnmachtsneigung und blutbezogener Angst assoziiert war. Rund ein Drittel der Varianz bezüglich blutphobischer Tendenzen ging auf Umweltfaktoren zurück.

BSV-Phobie hat eine genetische Basis

Kendler et al. (2008) untersuchten in einer schwedischen Zwillingsstudie mit Längsschnittdesign die Bedeutung von angeborenen und erworbenen Einflussfaktoren auf phobische Störungen (n = 2.717 Teilnehmer im Alter zwischen 8 und 20 Jahren). Für alle Subtypen erwiesen sich genetische Einflüsse als dynamisch, d. h. sie sind vom Lebensalter abhängig. So identifizierten die Autoren genetische Risikofaktoren, die für die Ausprägung blutbezogener Ängste im Alter von 8 und 9 Jahren sehr relevant waren, die in ihrer Bedeutung jedoch bis zum frühen Erwachsenenalter (19 bis 20 Jahre) hin kontinuierlich abnahmen. In der Adoleszenz tauchten neue genetische Risikofaktoren auf, die wiederum zeitlich dynamisch waren. Somit legen die Befunde nahe, dass es kritische Entwicklungsphasen gibt, in denen eine therapeutische Intervention der BSV-Phobie mehr oder weniger erfolgversprechend erscheint. Zu diesem Aspekt gibt es jedoch noch großen Forschungsbedarf.

Genetische Einflüsse sind altersabhängig

2.2 Ohnmachtsneigung

BSV-Phobiker zeigen oft eine verstärkte allgemeine Ohnmachtsneigung

Bei Patienten, die unter einer BSV-Phobie leiden, besteht häufig eine verstärkte allgemeine Prädisposition, sogenannte neurogene Synkopen zu erleben (siehe Kasten), die auf eine wahrscheinlich angeborene Dysfunktion der autonomen Kreislaufkontrolle zurückgeht. Dies bedeutet, dass BSV-Phobiker verschiedene neurogene Ohnmachtsformen gleichzeitig aufweisen können (z. B. BSV-assoziierte Synkopen, orthostatische Intoleranz).

Merke: Neurogene Synkopen (vgl. Diener & Putzki, 2008)

- *Varianten vasovagaler Synkopen:* Neurokardiogene Synkope, BSV-assoziierte Synkope, Synkopen bei viszeraler Reizung (z. B. Schlucksynkope, Miktionssynkope) sowie Synkope bei hypersensitivem Karotissinus.
- *Neurogene orthostatische Hypotension:* Systolischer Blutdruckabfall um ≥ 20 mmHg und/oder diastolischer Blutdruckabfall um ≥ 10 mmHg innerhalb von 3 Minuten nach dem Hinstellen.
- *Posturales Tachykardiesyndrom (POTS):* Ausgeprägte orthostatische Tachykardie (≥ 30 Schläge/Minute Anstieg oder maximale Herzfrequenz > 120 Schläge/Minute innerhalb von 10 Minuten) mit zunehmender orthostatischer Intoleranz.

In einer Studie von Accurso et al. (2001) wurden Patienten und gesunde Kontrollprobanden auf ein Kippbett gelegt mit leicht erhöhter Kopfposition (70 Grad-Kippwinkel); dies löste bei 82 % der Blutphobiker eine Präsynkope bzw. Synkope aus, während dies nur bei 9 % der Personen aus der gesunden Vergleichsgruppe geschah. Dies zeigt, dass in der Patientenstichprobe auch ohne die Exposition mit dem phobischen Reiz die Ohnmacht getriggert werden konnte.

Die erste Phase einer BSV-assoziierten Synkope ist sympathisch dominiert und wird, wie bereits erwähnt, als typische Angstreaktion gedeutet (Vögele et al., 2003). Die Prozesse in der zweiten Phase werden unterschiedlich interpretiert. Zum einen könnte es sich bei dem entscheidenden Mechanismus um die abrupte Drosselung sympathischer Aktivität verbunden mit einer Beendigung des vasokonstriktorischen Zuflusses zu den Muskeln handeln (Sarlo et al., 2008). Der Höhepunkt des Angsterlebens ist überschritten, und es stellt sich eine „somatische Erleichterungsreaktion" ein. Ob es neben der Reduktion sympathischer Aktivierung auch noch zu einer deutlichen Zunahme parasympathischer Aktivität (im Sinne eines Rebounds) kommt, wird kontrovers diskutiert. Einige Autoren nehmen an, dass es zu einer starken Stimulation des Nervus Vagus kommt, was zur Verlangsamung des Herzschlags und zur Erweiterung der Blutgefäße führt. Es konnte gezeigt werden, dass Personen, die wiederholt vasovagale Synkopen erleben, eine stärker vagal vermittelte Herzratenvariabilität in Reaktion auf verschiedene Stressoren aufweisen. Darüber hinaus könnte die Ohnmachtsreaktion eine Konsequenz des Konfliktes zweier unvereinbarer Reaktionstendenzen darstellen, nämlich Flucht vs. Freezing („Totstellreflex"). Die Betroffenen sind zwischen „Weglaufen" und „Aufgeben" in der phobischen Situation hin und hergerissen. In Übereinstimmung mit dieser Deutung findet sich die Beobachtung, dass neben veränderten Durchblutungsverhältnissen bei einigen Patienten die Herzratendezeleration in der zweiten Phase die dominierende Reaktionstendenz darstellt. Dies kann so weit gehen, dass es sogar zu Asystolen (zum Aussetzen des Herzschlages) kommt (vgl. Abb. 1).

Die physiologische Basis der zweiten Synkopen-Phase ist nicht ausreichend geklärt

Schließlich gibt es auch Hinweise darauf, dass Hyperventilation zum Auftreten einer vasovagalen Synkope beiträgt bzw. die Symptome verstärkt. In einer Studie von Lipsitz et al. (1997) zeigten Probanden bei Durchführung eines sogenannten Kipptisch-Tests (der Patient wird dabei auf einem Untersuchungstisch liegend mit dem Kopf leicht nach oben gekippt) eine hypokapnische Atmung vor dem Einsetzen einer Synkope. Bei dieser Form der Atmung wird mehr Kohlendioxid abgeatmet als im Stoffwechsel entsteht, sodass die CO_2-Konzentration im Blut sinkt. Das Säure-Base-Gleichgewicht des Blutes wird gestört; der pH-Wert verschiebt sich zur alkalischen Seite (respiratorische Alkalose), woraus Symptome wie Schwindel, Angst, Übelkeit, Kribbeln, Krämpfe in den Extremitäten sowie Bewusstlosigkeit resultieren können. Ritz et al. (2005) wiesen bei BSV-Phobikern ebenfalls nach, dass diese während Symptomprovokation hypokapnisch atmeten. In einer weiteren Studie der Autoren (Ritz et al., 2009) wurde deutlich, dass die Hyperventilation nicht durch eine schnellere Atmung (die Respirationsrate blieb konstant), sondern durch eine tiefere Atmung zustande kam. In einer Studie von Ayala et al. (2010) neigten Patienten mit Blutphobie ebenfalls zur Hyperventilation in Form einer „vertieften" Atmung. Die Autoren konnten zeigen, dass diese

Hyperventilation kann zur Synkope beitragen

15

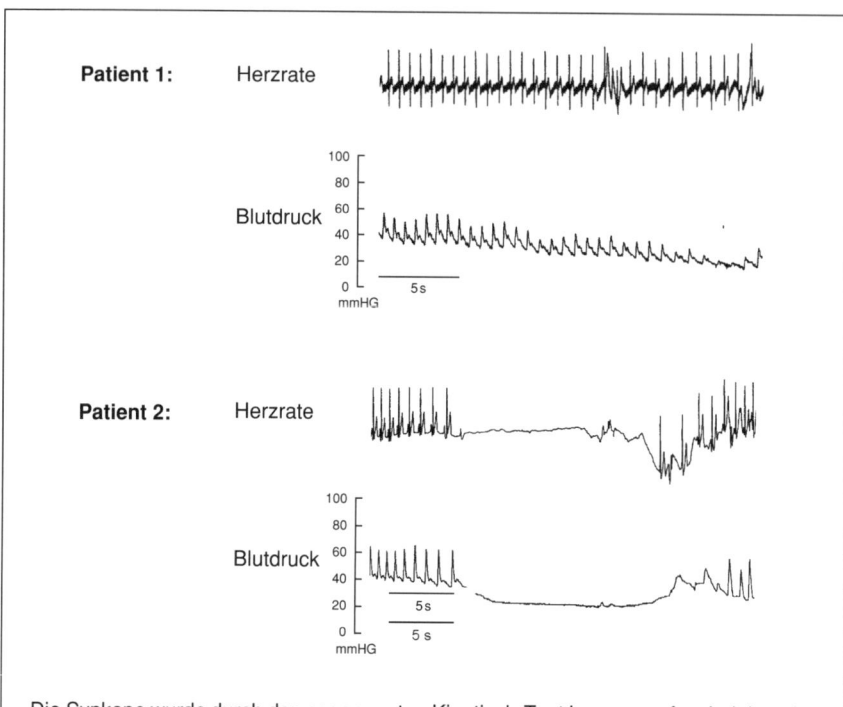

Patient 1:   Herzrate

Blutdruck
100
80
60
40
20
0
mmHG
5 s

Patient 2:   Herzrate

Blutdruck
100
80
60
40
20
0
mmHG
5 s
5 s

Die Synkope wurde durch den sogenannten Kipptisch-Test hervorgerufen, bei dem der Kopf der Patienten für 10 Minuten leicht nach oben gekippt wurde (siehe Kapitel 2.2 bzw. 3.3). Bei Patient 1 zeigt sich eine kontinuierliche Abnahme des Blutdrucks bei nur geringfügiger Reduzierung der Herzrate, während es bei Patient 2 zum kurzfristigen Aussetzen des Herzschlags (Asystolen) kommt.

Abbildung 1: Herzraten- und Blutdruckveränderungen im Rahmen einer vasovagalen Synkope bei Patienten mit BSV-Phobie

Atem-Dysregulation nicht während der Exposition, sondern danach (also in der Erholungsphase) am stärksten ausgeprägt war. Dies könnte auch erklären, warum viele Blutphobiker erst im Anschluss und nicht während einer Exposition in Ohnmacht fallen.

Merke: Körperliche Reaktionsbesonderheiten der BSV-Phobie

Reduktion des systolischen Blutdrucks und Hyperventilation sind Merkmale der BSV-Phobie

Übereinstimmend legen die beschriebenen psychophysiologischen Studien nahe, dass es während einer Exposition zwei körperliche Reaktionsbesonderheiten von BVS-Phobikern gibt, die im Rahmen einer Psychotherapie angesprochen werden sollten:
a) Reduktion des systolischen Blutdrucks, unzureichende periphere Vasokonstriktion.
b) Neigung zur Hyperventilation („vertiefte" Atmung).

2.3 Lernmodelle

Die Ohnmachtsneigung und das Erleben einer Ohnmacht sind relevant für die Störungsgenese. Nach Kleinknecht und Lenz (1989) laufen bei Blutphobikern vasovagale Reaktionen in Situationen, die Blut und Verletzung involvierten, der Angstentwicklung voraus. Aufgrund der Anzahl vorausgegangener Ohnmachtsepisoden und der Erwartung zukünftiger Ohnmachtsanfälle konnte das aktuelle Vermeidungsverhalten vorausgesagt werden. Einer Studie von Kendler et al. (2008) zufolge erwiesen sich individuelle negative Erfahrungen als relevanter für die Angstausprägung im Vergleich zu familiären Einflüssen. Dieses Muster deutet an, dass Expositionserlebnisse einen länger anhaltenden Einfluss auf die Symptomatik haben im Vergleich zum Instruktionslernen oder zur Beobachtung ängstlicher Modelle in der Familie.

Negative Erlebnisse sind für die Entstehung der Störung relevant

Ein anders ausgerichteter lerntheoretischer Ansatz bezieht sich auf entwicklungstypische Ängste (Carr, 1999), zu denen im Alter zwischen 5 und 7 Jahren auch Befürchtungen über Blut und Verletzungen zählen. Werden solche alterstypischen Ängste nicht überwunden bzw. verlernt, können sie im Sinne blutphobischer Tendenzen bestehen bleiben. Dieser Ansatz impliziert, dass es wichtig ist, Kindern in Situationen, die medizinische Diagnostik und Behandlung bzw. Verletzungen involvieren, ein erfolgreiches Coping zu ermöglichen.

Angst wird nicht verlernt

2.4 Ein evolutionsbiologisches Modell

Verschiedene Autoren (z. B. Bracha, 2004, Diehl, 2005) gehen davon aus, dass es sich bei der Ohnmacht im Rahmen von BSV-Phobien, um einen adaptiven Abwehrmechanismus handelt, der sich in der Evolutionsgeschichte bei verschiedenen Spezies entwickelt hat. Nach Bracha (2004) hat diese Reaktion beim Menschen nicht nur aufgrund der Gefährdung durch tierische Angriffe, sondern auch durch kriegerische Auseinandersetzungen in dessen Entwicklungsgeschichte an Bedeutung gewonnen. Dabei wird davon ausgegangen, dass es für ein Individuum, das einem Angreifer körperlich unterlegen ist, sinnvoll ist, mit tonischer Immobilität („Totstell-Reflex") zu reagieren, da dies die Wahrscheinlichkeit erhöht, dass der Angreifer das Interesse am Opfer verliert. Außerdem führt die Lageänderung von der Vertikalen in die Horizontale zum Absinken des Blutdruckes. Dadurch wird bei einer bereits vorhandenen Verletzung der Blutverlust minimiert. Des Weiteren wurde aus evolutionärer Sicht vermutet, dass der vasovagale Reflex mit der so herbeigeführten Blutdrucksenkung zur Thrombenbildung und Hämostase (Prozess, der die bei Verletzungen der Blutgefäße entstehenden Blutungen zum Stehen bringt) beiträgt (Diehl, 2005).

Die horizontale Lage verringert den Blutverlust bei Verletzung

Kritisch muss bezüglich dieses Modells angemerkt werden, dass es nicht erklären kann, warum es auch schon bei kleineren Verletzungen und Injektionen zur Ohnmacht kommt, da hier der Blutverlust minimal ist. Auch die im Rahmen von Blutspenden gewonnene Blutmenge (ca. 500 ml) macht lediglich 10 % des gesamten Blutvolumens des Menschen aus. Darüber hinaus wurde in kardiovaskulären Studien deutlich, dass Gefäßverengung und Herzratendezeleration zu den ersten Reaktionen auf Blutverlust zählen, während sich die Ohnmacht erst nach einem größeren Blutverlust (ca. 30 % des Blutvolumens) einstellt.

2.5   Ekelempfindlichkeit

Zahlreiche empirische Studien konnten nachweisen, dass neben der Basisemotion Angst auch Ekel Störungsrelevanz für die BSV-Phobie besitzt. So berichten Betroffene, wenn sie phobierelevantem Material ausgesetzt sind, dass Ekel- anstelle von Angstgefühlen dominieren bzw. dass Ekel- und Angsterleben in ihrer Intensität vergleichbar sind. Des Weiteren sind Fragebogen zur Erfassung der habituellen Ekelempfindlichkeit positiv mit solchen Skalen korreliert, die blut- und injektionsbezogene Ängste erfassen. Darüber hinaus konnte in Konditionierungsexperimenten gezeigt werden, dass Blutphobiker schneller Ekelreaktionen auf einen zuvor neutralen Reiz ausbilden, wenn dieser mit einem störungsirrelevanten Ekelreiz wiederholt dargeboten wurde (Schienle et al., 2005). Diese Befunde deuten darauf hin, dass eine erhöhte allgemeine Ekelempfindlichkeit einen Vulnerabilitätsfaktor für die BSV-Phobie darstellt bzw. zu deren Aufrechterhaltung beiträgt. In diesem Zusammenhang wird das „Krankheitsvermeidungs-Modell" relevant, das besagt, dass man sich vor solchen Stimuli ekelt, die potenzielle Krankheitsüberträger sein könnten, wie z. B. Körperflüssigkeiten wie Blut. Somit wäre die Assoziation zwischen Ekelempfindlichkeit und blutbezogenen Ängsten durch die Motivation erklärbar, Kontamination und Erkrankung zu vermeiden.

Darüber hinaus deutet auch das somatische Reaktionsprofil während einer Exposition auf die Bedeutung des Ekels hin. Das Erleben von Ekel geht im Vergleich zur Angst eher mit einer Abnahme der Herzrate und des Blutdrucks einher, also mit solchen Prozessen, die bei der Ohnmachtsreaktion der BSV-Phobie beobachtet werden. Page (1994) schlägt deshalb vor, die Ohnmacht als extreme Ekelreaktion des Körpers zu verstehen. Der Autor beschreibt eine Studie, bei der die Imagination Ekel auslösender Bilder während der Expositionstherapie dazu führte, dass Ohnmachtssymptome „behandlungsresistent" wurden (Page, 1998). Somit erscheint es sinnvoll, die sich während der Konfrontation aufdrängenden Bilder des Patienten und deren Bewertung im Rahmen der Therapie zu thematisieren.

Häufig dominieren Ekelgefühle

Ekelempfindlichkeit als Vulnerabilitätsfaktor

Krankheitsvermeidungsmodell

2.6   Neurobiologische Faktoren

Die Betrachtung von Blut, Spritzen und Verletzungen ist auch für Personen, die nicht unter einer BSV-Phobie leiden, in aller Regel nicht angenehm und löst auch in dieser Gruppe charakteristische körperliche Veränderungen aus. So führten Schäfer et al. (2010) eine Studie mit gesunden Studenten durch, die Bilder aus unterschiedlichen negativen Emotionskategorien betrachteten. Währenddessen wurde das Elektroenzephalogramm (EEG) abgeleitet, um späte evozierte Potenziale zu extrahieren. Es zeigte sich, dass im Vergleich zu Angst- und Ekel induzierenden Szenen (z.B. Raubtiere, verdorbene Nahrung), solche, die Blut und Verletzungen beinhalteten, mit dem größten positiven Potenzial assoziiert waren, das bereits 200 ms nach Beginn der Bildpräsentation nachweisbar war (vgl. Abb. 2). Dieser Effekt trat auf, obwohl die Teilnehmer angegeben hatten, dass alle aversiven Bildkategorien vergleichbar unangenehm und erregend waren. Da späte Positivierungen Indikatoren „motivierter Aufmerksamkeit" sind, wird deutlich, dass Blut und Verletzungen automatisch selektive Aufmerksamkeit auf sich ziehen und eine bevorzugte Verarbeitung im visuellen System erfahren. Dass solche Reize eine besondere motivationale Bedeutung bzw. Handlungsrelevanz besitzen, leuchtet unmittelbar ein und wird besonders in evolutionsbiologischen Modellen zur BSV-Phobie thematisiert (siehe Kapitel 2.5).

Blut und Verletzungen sind auch für nicht phobische Menschen relevant

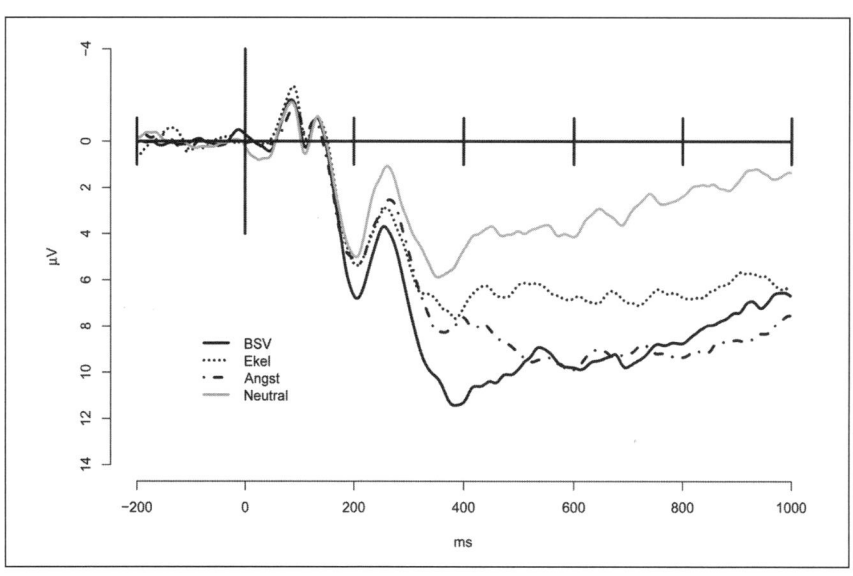

Abbildung 2: Evozierte EEG-Potenziale von gesunden Studenten beim Betrachten von blutrelevanten (BSV), allgemein Angst und Ekel auslösenden Szenen sowie von neutralen Bildern. Bilder, die Blut und Verletzungen zeigen, führen zur stärksten Positivierung im Zeitfenster 200 bis 400 ms nach Beginn der Bildpräsentation (Schäfer et al., 2010).

Auch Studien mit bildgebenden Verfahren, wie der funktionellen Magnetresonanztomografie (fMRT), stützen die These einer besonders schnellen und effizienten Verarbeitung blutbezogener Stimuli. So wiesen Schienle et al. (2006) nach, dass die Betrachtung von Verletzungsszenen zu einer intensiven und ausgedehnten Aktivierung des inferioren parietalen Kortex bei nicht phobischen Teilnehmerinnen führte. Dieses Areal ist ein Assoziationskortex, in dem verschiedene sensorische Inputs (u. a. visuell, akustisch, haptisch) integriert werden und der Aufmerksamkeitsprozesse steuert.

Einige wenige psychophysiologische Arbeiten liegen zur Reaktivität von klinischen Gruppen bei Symptomprovokation vor. In einer fMRT-Studie von Hermann et al. (2007) betrachteten die Patienten Bilder mit störungsrelevanten Inhalten sowie störungsirrelevante negative (allgemein angst- oder ekelauslösende) und neutrale Bilder. Als Reaktionsbesonderheit ergab sich während der Exposition eine reduzierte Aktivität in verschiedenen Subregionen des medialen Präfrontalkortex (vgl. Abb. 3). Dies betraf zum einen den dorsomedialen Präfrontalkortex (DMPFC), der in die willentliche Emotionsregulation und in die kognitive Umbewertung (Reappraisal) affektiv bedeutsamer Situationen eingebunden ist. Zum anderen fand sich eine reduzierte Aktivierung des ventromedialen Präfrontalkortex (VMPFC), der bedeutsam für die Dekodierung der emotionalen Bedeutung von Reizen ist sowie für die automatische Regulation autonomer Reaktionen. Da beide Areale Funktionen der automatischen und kontrollierten Emotionsregulation erfüllen, spiegelt die präfrontale Hypoaktivität wahrscheinlich Defizite der Betroffenen wider, kognitive Emotionskontrolle auszuüben. Dieses Defizit ist jedoch nicht spezifisch für die BSV-Phobie, sondern wurde auch bei Patienten mit anderen Angststörungen gefunden. Nichtsdestowe-

Bei BSV-Phobie könnte eine präfrontale Hypoaktivität das Defizit in der Emotionskontrolle erklären

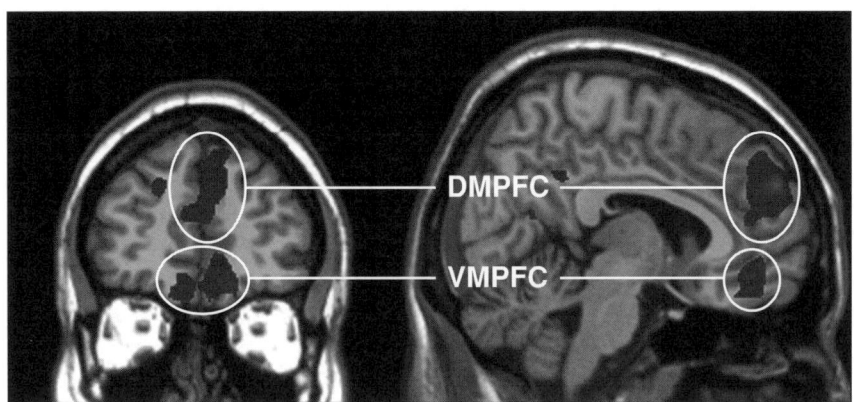

Abbildung 3: Reduzierte Aktivierung im dorso- und ventromedialen Präfrontalkortex (DMPFC, VMPFC) bei BSV-Phobikern unter Symptomprovokation (Betrachtung störungsrelevanter relativ zu neutralen Bildern, Hermann et al., 2007, Abdruck erfolgt mit Genehmigung von Elsevier)

niger legt dieser Befund nahe, dass die Veränderung von kognitiven Emotionsregulationsstrategien ein sinnvolles Therapieelement in der Behandlung der BSV-Phobie ist.

Psychophysiologische Reaktionsauffälligkeiten in klinischen Gruppen wurden auch im Rahmen von EEG-Untersuchungen aufgedeckt. In der Studie von Buodo et al. (2006) hatten die Teilnehmer (BSV-Phobiker und nicht phobische Kontrollen) die Aufgabe, störungsrelevante, störungsirrelevante affektive (negativ, positiv) und neutrale Bilder zu betrachten. Erwartungsgemäß stufte die Patientengruppe die Verletzungsbilder als erregender und unangenehmer ein als die Vergleichsgruppe. Überraschenderweise ergaben sich jedoch keine Reaktionsunterschiede bezüglich später evozierter Potenziale im EEG, wie der P300. Interpretiert man die P300-Komponente als Indikator der für einen Reiz aufgewendeten Aufmerksamkeits-Ressourcen, so liegt der Schluss nahe, dass diese bei Phobikern und Nicht-Phobikern vergleichbar sind. Die Autoren schlagen jedoch eine alternative Erklärung vor. Das Ausbleiben einer erhöhten P300 (wie sie sonst typisch für Phobiker während Exposition ist) wurde durch das Auftreten entgegengesetzter Reaktionstendenzen verursacht. BSV-Phobiker haben danach ähnlich stark ausgeprägte visuelle Hinwendungs- und Vermeidungsneigungen. Während erstere zu einer verstärkten EEG-Positivierung führt, hat die zweite Reaktionstendenz den gegenteiligen Effekt, nämlich eine reduzierte Positivierung. Es ist also ein Konflikt somatischer Reaktionstendenzen, der zur vermeintlich unauffälligen EEG-Antwort führt.

Die jüngsten EEG-Arbeiten dieser italienischen Arbeitsgruppe (Buodo et al., 2010; Sarlo et al., 2011) deuten darauf hin, dass die Betroffenen doch einen Aufmerksamkeitsbias aufweisen, der allerdings zeitlich sehr früh liegt (ca. 100 bis 200 ms nach Beginn der Exposition). Danach folgen eher reduzierte Positivierungen (600 bis 800 ms nach Expositionsbeginn). Dieses Muster könnte einen spezifischen Verarbeitungsstil von BSV-Phobikern widerspiegeln, der eine frühe selektive Enkodierung und spätere kognitive Vermeidung involviert.

Im EEG zeigt sich ein früher Aufmerksamkeitsbias

3 Diagnostik und Indikation

3.1 Diagnostische Interviews und Exploration

Für die Diagnostik einer Spezifischen Phobie stehen im deutschsprachigen Raum zwei halbstrukturierte Interviewleitfäden, die sich an den diagnostischen Kriterien des Klassifikationssystems DSM-IV orientieren, zur Verfügung: die dritte Auflage des *Diagnostischen Interviews bei Psychischen Störungen* (DIPS, Schneider & Margraf, 2006) sowie das *Strukturierte*

Klinische Interview für DSM-IV (SKID, Wittchen, Zaudig & Fydrich, 1997). Betrachtet man die Durchführungsdauer, so erweisen sich beide Verfahren als relativ aufwendig. Darüber hinaus erfordern sie trotz des hohen Grades an Strukturiertheit einen erfahrenen Diagnostiker. Die Anwendung eines dieser beiden Verfahren ist für die kategoriale Diagnose und für den Ausschluss von Komorbiditäten jedoch unbedingt zu empfehlen. Für ein erstes Screening bezüglich des Vorliegens einer Spezifischen Phobie sowie weiterer psychischer Störungen (z.B. im Rahmen von klinischen Studien) ist das *Diagnostische Kurz-Interview bei Psychischen Störungen* (Mini-DIPS, Margraf, 1994) ausreichend.

Störungs-spezifisches Interview

Zur genaueren Exploration der Blut-Spritzen-Verletzungsphobie eignet sich ein von den Autorinnen erstelltes Interview (siehe Anhang, S. 63), das neben detaillierten Auslösern der Symptomatik und Befürchtungen auch somatische Reaktionen, das Vermeidungsverhalten, die Beeinträchtigung im Alltag und mögliche Ursachen der Entstehung der Störung erfragt. Darüber hinaus wird auch eine eventuell vorliegende Ohnmachtsneigung detailliert exploriert. Des Weiteren wird nach Sicherheitsverhalten gefragt (etwa die Begleitung durch Angehörige in kritischen Situationen oder die Einnahme von Beruhigungsmitteln). Das Interview ist als Ausgangspunkt für die Konfrontationstherapie gedacht (vgl. auch die Karte „Exploration wichtiger diagnostischer Informationen" im Anhang des Buches).

Wichtige diagnostische Informationen

- Auslöser der aversiven Gefühle wie Angst und Ekel (spezielle Charakteristika der Situation).
- Konkrete Befürchtungen.
- Somatische Symptome (Vorboten der Ohnmacht).
- Vermeidungsverhalten.
- Ätiologisch relevante Faktoren.
- Subjektives Leiden.
- Beeinträchtigung im Alltag.
- Sicherheitsverhalten.
- Generelle Ohnmachtsneigung.
- Andere Problembereiche (medizinische Behandlung allgemein, spezifische ärztliche Untersuchungen).

3.2 Fragebögen

Störungs-spezifische Fragebögen

Der Schweregrad einer Phobie vom Blut-Spritzen-Verletzungstypus bzw. der Therapieerfolg (Verlaufskontrolle) können neben diagnostischen Interviews auch mit Selbstbeurteilungsskalen erfasst werden (vgl. Tab. 2). In

22

der internationalen Forschung werden vor allem das 30 Fragen umfassende *Mutilation Questionnaire* (MQ, Klorman et al., 1974), das aus 50 Fragen bestehende *Medical Fear Survey* (MFS; Kleinknecht et al., 1996) und das *Medical Avoidance Survey* (MAS; Kleinknecht et al., 1999; 21 Fragen) eingesetzt. Leider stehen von diesen Verfahren noch keine validierten deutschsprachigen Versionen zur Verfügung.

Tabelle 2: Selbstbeurteilungsinstrumente im Überblick

Fragebogen[1]	Zielbereich
MQ	Angst vor Blut und Verletzungen
MFS	Angst vor BSV-Situationen
MAS	Vermeidung von BSV-Situationen
MBPI	Angst- und Ekelgefühle bei Konfrontation mit BSV; Ohnmachtssymptomatik
BIPI	Angst vor BSV-Situationen
BISS	Screening für BSV-Angst
IPS-Anx	Reine Injektionsphobie
FEE	Ekelempfindlichkeit
SEE	Ekelsensitivität

Anmerkung: [1] Abkürzungen der Fragebögen sind im Text erläutert

Von Gebhardt et al. (2010) liegt eine deutsche validierte Übersetzung des *Multidimensional Blood/Injury Phobia Inventory* (MBPI, Wenzel & Holt, 2003) vor. Der Fragebogen besteht aus 40 Fragen, die sechs Skalen (Spritzen, Krankenhaus, Ohnmacht, eigenes Blut, eigene Verletzung, Blut/Verletzung anderer) zugeordnet werden können. Die Patienten werden aufgefordert, die Häufigkeit des Auftretens von Gefühlen wie Angst und Ekel bzw. ihr Vermeidungsverhalten auf einer Skala von 0 (gar nicht) bis 3 (sehr oft) einzustufen. Die interne Konsistenz der Skalen (Cronbachs alpha) liegt zwischen .82 und .96, das der Gesamtskala bei .96. Probanden der klinischen Stichprobe wiesen Werte zwischen 65 und 113 auf (M = 92.12, SD = 13.28), während der maximal erreichte Punktwert in der nicht klinischen Stichprobe 31 betrug (M = 12.13, SD = 8.99). In der Gesamtstichprobe erreichten Frauen (M = 29.61, SD = 1.45) signifikant höhere Gesamttestwerte als Männer (M = 22.26, SD = 2.07). Der Cut-Off-Wert für das Vorliegen einer Phobie wurde mit 48 Punkten ermittelt. Darüber hinaus wurde auch eine ökonomische Kurzversion des Verfahrens mit 12 Fragen erstellt, die auf einer 4 Skalen-Struktur beruht (Spritzen, Krankenhaus,

Ohnmacht, eigenes Blut). Für eine differenzierte Erfassung von Reaktionen in Bezug auf Verletzungen sollte laut Autoren jedoch auf die Langform des MBPI zurückgegriffen werden.

Das *Blood-Injection Phobia Inventory* (BIPI, Borda Mas et al., 2010), mit vergleichbaren Testgütekriterien wie das MBPI, beschreibt 18 Auslöser und 27 phobische Reaktionen. Eine Möglichkeit zum Screening bezüglich der Symptomschwere der Angst vor Blut und Injektionen bietet auch die aus 17 Fragen bestehende *Blood-Injection-Symptom-Scale* (BISS, Page et al., 1997). Für die Erfassung der Symptomschwere einer reinen Injektionsphobie kann ebenso die *Injection Phobia Scale – Anxiety* (IPS-Anx, Öst et al., 1992; psychometrische Eigenschaften bei Olatunji et al., 2010; 18 Fragen) angewendet werden. Allerdings liegen von diesen Fragebögen wiederum keine validierten deutschen Versionen vor.

Darüber hinaus existiert auch eine Subgruppe von Patienten, die laut DSM-IV ebenfalls der Spezifischen Phobie vom Blut-Spritzen-Verletzungstypus zugeordnet werden, allerdings nach Meinung der Autorinnen abweichende Angstinhalte und -reaktionen aufweisen: die Zahnbehandlungsphobiker. Zur detaillierten Diagnostik und Behandlung der Zahnbehandlungsphobie sei deshalb an dieser Stelle auf ein anderes Buch aus dieser Buchreihe von Sartory und Wannemüller (2010) verwiesen.

Fragebögen zur Erhebung der Ekelempfindlichkeit und der Ekelsensitivität

Aufgrund aktueller Forschungsliteratur kann davon ausgegangen werden, dass im Rahmen der Konfrontation bei BSV-Phobikern auch Ekelgefühle eine wichtige Rolle spielen, bzw. dass die allgemeine Ekelempfindlichkeit (Neigung, in verschiedenen Situationen mit Ekel zu reagieren) bei der Entstehung und Aufrechterhaltung der Störung relevant ist. Insofern sollte eine detaillierte Diagnostik auch Fragebögen zu diesem Bereich umfassen (z. B. *Fragebogen zur Erfassung der Ekelempfindlichkeit,* FEE, Schienle et al., 2002). Darüber hinaus existiert eine kurze *Skala zur Erfassung der Ekelsensitivität* (SEE, Schienle et al., 2010). Diese Persönlichkeitseigenschaft bezieht sich auf den Umgang mit eigenen Ekelgefühlen, inwieweit diese als Belastung oder unkontrollierbar erlebt werden.

3.3 Problemanalyse: Vasovagale Synkope

Die Ohnmachtssymptomatik sollte detailliert erfragt werden

Wichtig für das Erstellen eines individuellen Störungsmodells und der Berücksichtigung patientenspezifischer Aspekte bei der Therapieplanung ist eine genaue Beschreibung der Ohnmachtssymptomatik. Dabei geht es darum, die spezifischen ohnmachtsrelevanten Situationen zu identifizieren bzw. solche Faktoren, die eine vasovagale Synkope wahrscheinlicher machen bzw. die Symptomatik reduzieren. Viele Patienten berichten, dass die Ausprägung ihrer Ohnmachtsneigung variiert und es zum Teil sehr schnell zu einer Synkope kommt, während es in anderen Situationen bei einer Prä-

24

synkope bleibt. Es ist wichtig, solche Situationsmerkmale zu identifizieren, die zur Symptommodulation beitragen. Dazu zählen u. a. bestimme Sicherheitssignale, die die Patienten wahrnehmen (z. B. Beruhigung durch medizinisches Personal) oder das Emotionserleben (Angst vs. Ekel). Außerdem sind bisherige Bewältigungsstrategien zu erfragen (z. B. Arzt über Ohnmachtsneigung informieren, Ablenkungstechniken). Sicherheitssignale und Bewältigungsstrategien

Die individuellen Körperempfindungen einer (Prä-)Synkope werden erhoben, wobei die Befragung durch eine Symptomliste (siehe Kasten auf S. 8 sowie die Karte „Symptomliste – Typische Anzeichen der vasovagalen Synkope/Präsynkope" im Anhang des Buches) geleitet werden kann. Darüber hinaus werden störungsrelevante Kognitionen exploriert sowie Konsequenzen der Symptomatik. Nicht selten haben sich betroffene Patienten beim Verlust des Bewusstseins Verletzungen zugezogen, was zur Verstärkung der Angst vor der Ohnmacht beiträgt. Symptomliste

Fragen nach dem Beginn der Ohnmachtssymptomatik (die in der Regel in der Kindheit liegt) und zum Verlauf (z. B. Wann ist die letzte Synkope aufgetreten?) sind auch deshalb wichtig, da BSV-Phobiker ihre Anfälle häufig prototypisch beschreiben (intensiv, regelmäßig), wobei bei genauerem Nachfragen deutlich wird, dass das Auftreten einer vasovagalen Synkope aufgrund ausgeprägten Vermeidungsverhaltens zum Teil schon längere Zeit zurückliegt. Ebenso ist es informativ zu erfragen, ob sich die vasovagalen Synkopen auf blutrelevante Situation beschränken oder ob eine allgemeine Ohnmachtsneigung vorliegt (z. B. nach langem Stehen; vgl. Kasten und Karte „Ohnmachtsexploration" im Anhang des Buches).

Ohnmachtsexploration

Folgende Aspekte sollten exploriert werden: Auslöser, typische Symptome, Phasen(dauer), Konsequenzen, Verlauf, traumatische Erlebnisse im Zusammenhang mit Ohnmachtsreaktionen, Häufigkeit, allgemeine vs. BSV-spezifische Ohnmachtsneigung, Sicherheitssignale/hilfesuchendes Verhalten bzw. bisherige Bewältigungsstrategien.

Die Diagnose der vasovagalen Synkope kann in aller Regel im Rahmen der Anamnese geklärt werden. Bleiben Unsicherheiten bezüglich der Auslöser bzw. der verursachenden Faktoren, so sollte die Überweisung zu einem Facharzt erfolgen, um eine Differenzialdiagnose der Ohnmacht zu stellen (z. B. bei fraglicher primärer kardialer Verursachung). Dort kann ein sogenannter Kipptischtest durchgeführt werden, bei dem der Patient auf einem Untersuchungstisch gesichert liegt und dann langsam mit dem Kopf nach oben gekippt wird (60 bis 70 Grad Kippwinkel). Währenddessen erfolgt die Registrierung der Herzrate und des Blutdrucks. Aufgrund der Verschiebung des Blutvolumens in Richtung der unteren Körperhälfte Organische Abklärung: Kipptisch-Test und Schellong-Test (venöses Pooling) und den unzureichenden Kompensationsmechanismen zeigen Patienten mit einer Neigung zur vasovagalen Synkope häufig erste Ohnmachtszeichen. Bei gesunden Personen kommt es nach dem Aufkippen lediglich zu einem kurzfristigen Blutdruck- und Herzratenabfall, der durch die Aktivierung der Barorezeptoren eine Verengung der Gefäße und eine Steigerung der Herzfrequenz bewirkt. Allerdings wurde der Kipptischtest aufgrund seiner relativ geringen Retestreliabiltät kritisiert. So lag die Reproduzierbarkeit einer vasovagalen Synkope durch das Kippen von einem Tag zum nächsten lediglich bei 35 % (Parry & Kenny, 1999).

Eine Alternative zur Kipptisch-Untersuchung, die auch in der psychotherapeutischen Praxis durchgeführt werden kann, ist der sogenannte Schellong-Test (http://www.stuedeli.net/reto/medizin/kdb/content/medizin/kreislauf/Schellong_RIG.pdf). Dabei liegt der Patient zunächst über mehrere Minuten in entspannter Position. Dann werden für ca. 5 bis 10 Minuten in einem festgelegten, meist Minutenabstand, Blutdruck und Puls gemessen. Danach nimmt der Patient eine stehende Position ein, wobei wiederum minütliche Messungen über einen vergleichbaren Zeitraum (5 bis 10 Minuten) erfolgen. Von Interesse ist insbesondere der Sofortwert nach der Lageveränderung, wobei es direkt nach dem Aufstehen zu einem leichten Abfall des systolischen Blutdrucks und zu einer Erhöhung der Pulsfrequenz (ca. 10 bis 20 Schläge pro Minute) kommt. Die ermittelten Werte (und deren grafische Veranschaulichung) zeigen, ob und in welchem Ausmaß es zu einer Orthostase-Reaktion bzw. -Intoleranz kommt.

3.4   Verhaltenstests

Verhaltenstests können bei der Exploration der Ohnmachtssymptome helfen

Zur genaueren Exploration der Angst- und Ohnmachtsreaktionen können verschiedene Verhaltenstests mit den Patienten durchgeführt werden. Die Verhaltenstests können im Rahmen der Diagnostik, aber auch in der psychoedukativen Phase der Konfrontationstherapie bzw. in der Therapie selbst zum Einsatz kommen, um die körperlichen Symptome der phobischen Reaktion und deren biologische Grundlage zu verdeutlichen.
1. Bilder (z. B. von Injektionsnadeln, Wunden, Operationsszenen etc.) betrachten oder einen kurzen störungsrelevanten Film (z. B. Film einer Operation) ansehen.
2. Beobachten/Durchführen eines Fingerstiches mit einem Punktionsgerät für Blutzuckermessungen.
3. Darüber hinaus können auch andere Provokationsmethoden eingesetzt werden, um eine Ohnmachtsreaktion herbeizuführen (z. B. Kippbett-Test, Schellong-Test). Allerdings handelt es sich hierbei um Methoden der Provokation einer Ohnmachtsreaktion, welche keine spezifische Reaktion auf Blut, Spritzen oder Verletzungen darstellt. Der Test dient der Identifikation bzw. der Sensibilisierung für individuelle Ohnmachtssymptome.

26

4. Eine weitere, nicht spezifische Provokationsmethode zur Herstellung einer Ohnmachtsreaktion ist der oft auch bei Panikstörungen angewendete Hyperventilationstest: Der Patient wird gebeten, eine aufrechte Sitzposition einzunehmen und 2 Minuten lang 60 Atemzüge pro Minute tief über die Brust zu machen. Um dem Patienten den Unterschied zwischen Brust- und Bauchatmung zu verdeutlichen, kann die Übung mit auf den Bauch aufgelegten Händen durchgeführt werden. Der Patient wird aufgefordert während der Übung die auftretenden Körperreaktionen zu beobachten. Nachdem die Übung abgeschlossen und der Patient wieder zu einer normalen Atmung gelangt ist, werden die wahrgenommene Angst und die Art der Symptome sowie deren Ursache und Bedeutung besprochen.

3.5   Indikation

Behandlungsbedürftige phobische Störungen sollten von subklinischen phobischen Störungen abgegrenzt werden, die nicht zwingend eine therapeutische Intervention erfordern. Wichtigstes Kriterium ist hierbei die Orientierung an dem subjektiv empfundenen Leiden des Patienten bzw. an dessen Beeinträchtigung des Alltagslebens bzw. seiner medizinischen Versorgung. Beispiele wären hierfür die Verweigerung für die Erhaltung der Gesundheit relevanter Diagnostik und Behandlung (z. B. Bluttests im Rahmen von Vorsorgeuntersuchungen, Verweigerung einer notwendigen Operation) sowie die Sorge, im Falle einer Verletzung nicht zielgerichtet handeln oder helfen zu können. Blutphobische Ängste sind auch dann klinisch relevant, wenn sie zur Aufgabe von beruflichen oder persönlichen Zielen führen (Aufgabe einer Position im Gesundheitswesen, Aufgabe eines Kinderwunsches aufgrund ausgeprägter Ängste bezüglich regelmäßiger körperlicher Routineuntersuchungen im Rahmen der Schwangerschaft). Sehr häufig leiden die Betroffenen auch unter der für sie sehr großen Peinlichkeit aufgrund der Ohnmachts- oder auch Angstreaktionen in der phobischen Situation.

Subjektives Leiden und Ausmaß der Beeinträchtigung sind indikationsrelevant

4   Behandlung

Bei der Behandlung von Spezifischen Phobien gilt die Expositionstherapie als Methode der Wahl (Choy, 2007). Für die BSV-Phobie wird darüber hinaus die Kombination der Exposition in vivo oder in sensu mit Anspannung der peripheren Muskulatur (Angewandte Anspannung) vorgeschlagen, die

Expositionstherapie ist die Methode der Wahl

von einigen Forschern sogar als der Ansatz gesehen wird, der allen anderen deutlich überlegen ist (z. B. Choy et al., 2007).

Historisch gesehen gelten Kozak und Montgomery (1981) als die ersten, deren Behandlung der BSV-Phobie neben anderen Therapieelementen auf die synkopale Episode abzielte, wobei Muskelanspannung eingesetzt wurde. Folgend wurde die Technik in der Arbeitsgruppe von Öst (Öst & Sterner, 1987) weiterentwickelt, zum Teil modifiziert und evaluiert (Hellström et al., 1996; Öst et al., 1989, 1991). Bei Patienten ohne Ohnmachtsneigung, bzw. mit einer ausgeprägten Neigung zu einer sympathischen Reaktion während der Exposition (etwa bei reinen Spritzenphobien) ist eine Alternative zur Angewandten Anspannung zu wählen, z. B. Angewandte Entspannung.

4.1 Psychoedukation

Die Betroffenen unterschätzen in der Regel die Häufigkeit und Ausprägung blutphobischer Tendenzen sowie assoziierter Ohnmachtssymptome in der Bevölkerung. Aus Angst und Scham gelingt es ihnen oft nicht, mit dem Arzt über ihre Ängste zu sprechen bzw. Behandlungen oder Untersuchungen nach ihren Vorstellungen zu strukturieren. Insofern ist es von großer Bedeutung, dass die Patienten Informationen über die Natur und Ursachen einer BSV-Phobie erhalten. Je nachdem, welche Befürchtungen bzw. Gefühle (Angst und/oder Ekel) bei den Betroffenen zentral sind, kann dieser Teil speziell für den einzelnen Patienten angepasst werden. Folgende Punkte gilt es im Rahmen der Psychoedukation zu klären:
- Was versteht man unter Angst und welche Funktion erfüllt sie?
- Welche Reaktion dominiert: Angst oder Ekel?
- Was ist unter „Blut-Spritzen-Verletzungsphobie" zu verstehen?
- Wie entsteht eine Blut-Spritzen-Verletzungsphobie?
- Welche Bedeutung hat die Ohnmachtsreaktion im Rahmen dieser Störung?
- Welche Behandlungsmöglichkeiten gibt es?

Es kann sinnvoll sein, diese Informationen für den Patienten schriftlich zusammenzufassen (z. B. in Form eines Handouts) und mit ihm gemeinsam individuelle Symptome, Gedanken und Lösungsansätze zu ergänzen (siehe Arbeitsblatt im Anhang auf S. 67).

Was versteht man unter Angst und welche Funktion erfüllt sie?

Angst ist eine biologisch sinnvolle Reaktion, die dazu beiträgt, uns vor möglichen Gefahren zu schützen. Die mit der Angst einhergehenden, oft unangenehmen Körperreaktionen (z. B. Herzklopfen, Muskelanspannung,

28

Schwitzen) dienen der Bereitstellung von Energie, um eine Flucht aus der gefährlichen Situation zu ermöglichen. Andere Angstsymptome (z. B. Ohnmacht) tragen dazu bei, dass man bedrohliche Situationen, aus denen man nicht entfliehen kann, besser übersteht.

Wenn Ängste sehr stark oder der Situation nicht mehr angemessen sind, bzw. wenn sie das alltägliche Leben einschränken, dann sollte psychotherapeutische Unterstützung in Anspruch genommen werden. Angststörungen sind die häufigsten psychischen Störungen in der Bevölkerung, ca. 25 % der Menschen leiden zumindest einmal in ihrem Leben an einer derartigen Störung.

Angst führt dazu, dass wir bestimmte Situationen vermeiden. Durch den Wegfall der Angst bei Vermeidung kommt es allerdings dazu, dass diese Strategie immer wieder ergriffen wird. Das Vermeidungsverhalten erhält also die Angst aufrecht, da man nicht mehr die Erfahrung machen kann, dass die entsprechende Situation ungefährlich ist, bzw. dass man in der Lage ist, sie zu meistern. Es ist wichtig, dass Patienten diesen Punkt nachvollziehen können (er kann anhand einer Angst-Vermeidungskurve grafisch verdeutlicht werden), um das Grundprinzip der Exposition daraus abzuleiten. Es geht also in der Therapie vor allem darum, sich der störungsrelevanten Situation zu stellen und zu lernen, diese nicht zu vermeiden, sondern mit ihr aktiv zurechtzukommen.

Angst und Vermeidung

Welche Reaktion dominiert: Angst oder Ekel?

Das Erleben von Ekel kann man wie das der Angst als biologisch sinnvolle Reaktion verstehen, um den Körper vor negativen Einflüssen zu schützen. Nach dem Modell der Krankheitsvermeidung könnte sich die Ekelemotion in der Entwicklungsgeschichte des Menschen herausgebildet haben, um die Übertragung von Krankheiten bzw. die orale Aufnahme potenziell schädlicher Substanzen zu verhindern.

Schutzfunktion des Ekels

Viele Menschen tendieren zu einer Art „magischen Denkens" bezüglich der Kontamination durch Ekelreize. So würden es etwa viele ablehnen, eine Suppe zu essen, die mit einer benutzten, jedoch gründlich gewaschenen Fliegenklatsche umgerührt wurde. Die Ursache ist das Prinzip „einmal in Kontakt – immer in Kontakt", also die Tatsache, dass durch die Berührung mit der Fliege auch nach einer gründlichen Reinigung das Gefühl der Verunreinigung bei uns zurückbleibt. Ebenso kann im Hinblick auf Blut und Verletzungen die Frage nach einer möglichen Kontamination für manche relevant werden.

Was ist unter „Blut-Spritzen-Verletzungsphobie" zu verstehen?

Dem Patienten wird erklärt, was man unter dem Begriff Blut-Spritzen-Verletzungsphobie versteht.

29

- Es handelt sich dabei um eine starke Angst bzw. Aversion vor Situationen, die mit Blut (insbesondere Blutabnahmen), Spritzen (u. a. Impfungen), oder Verletzungen zu tun haben. Außerdem werden sehr oft medizinische Untersuchungen (z. B. der Zahnarzt) und auch Krankenhäuser (z. B. Krankenbesuche) vermieden.
- Aufgrund des Vermeidungsverhaltens kommt es zu starken Einschränkungen im Leben der Patienten. So werden etwa wichtige medizinische Untersuchungen vermieden, eine Ersthilfe wäre unmöglich etc.
- In der Bevölkerung leiden ca. 3 bis 4 % der Menschen intensiv unter diesen Ängsten, der Patient stellt also keinen Einzelfall dar!

Wie entsteht eine Blut-Spritzen-Verletzungsphobie?

Entstehungsmodell der Störung

Der Beginn der Blut-Spritzen-Verletzungsphobie liegt in der Kindheit. Auslöser sind sehr oft negative Erlebnisse (z. B. eine Ohnmacht bei einer Blutabnahme). Darüber hinaus gibt es auch familiäre Häufungen der Angst vor Blut, Spritzen oder Verletzungen, was für eine genetische Komponente, aber auch für die Bedeutsamkeit der Weitergabe von Einstellungen zu diesem Thema hinweist. An diesem Punkt kann kurz auf die individuelle Entstehungsgeschichte des Patienten eingegangen werden. Falls noch nicht im Rahmen der Diagnostik erfolgt, sollte hier eine detaillierte Exploration des Vermeidungsverhaltens und der dysfunktionalen Gedanken des Patienten erfolgen. Dem Patienten wird anhand der „Ohnmachtsspirale" (vgl. Abb. 4) der Effekt der Wahrnehmung von Körpersymptomen einer Präsynkope, von negativen Gedanken und Selbstverbalisationen und der Intensivierung der Angst bis hin zu Ohnmacht verdeutlicht. Das Modell weist Überschneidungen zu Ansätzen auf, die Prozesse während einer Panikattacke beschreiben.

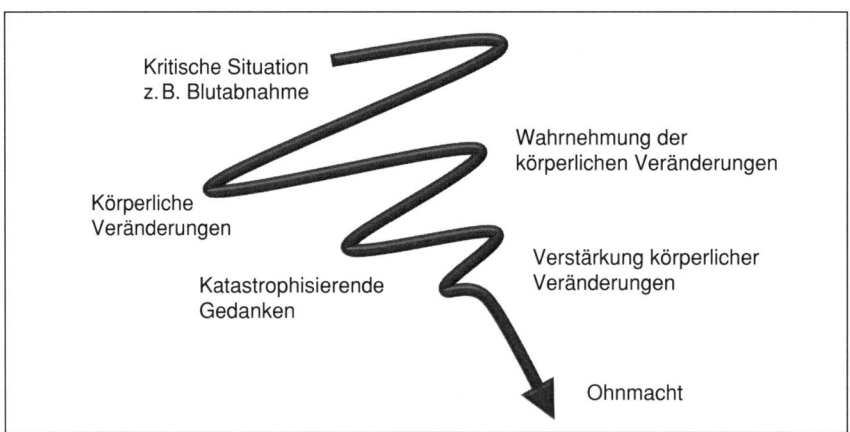

Abbildung 4: Ohnmachtsspirale

Welche Bedeutung hat die Ohnmachtsreaktion im Rahmen der Blut-Spritzen-Verletzungsphobie?

Da ca. 75 % der betroffenen Patienten schon einmal in einer entsprechenden Situation ohnmächtig geworden sind, wird ein Entstehungsmodell der Ohnmacht vermittelt (vgl. Abb. 5):

Die Ohnmachts-reaktion ist bei BSV-Phobie sehr häufig

1. Es gibt individuelle Unterschiede bezüglich der Neigung, in Ohnmacht zu fallen; diese gehen zum Teil auf genetische, zum Teil auf Lernfaktoren zurück.
2. Bei der Konfrontation mit blutbezogenen Reizen kommt es zunächst zu einem kurz andauernden Anstieg der Herzrate und des Blutdrucks; danach erfolgt ein länger andauernder Abfall.
3. Sinkt der systolische Blutdruck unter eine bestimmte Grenze (ca. 50 mmHg), ist die Sauerstoffzufuhr zum Gehirn nicht mehr ausreichend gewährleistet.
4. Als Selbstschutzmechanismus erfolgt die Ohnmacht; dadurch bringt sich der Organismus in eine waagerechte Position, was die Blutzufuhr zum Gehirn erleichtert.
5. Innerhalb weniger Sekunden kehrt das Bewusstsein zurück.

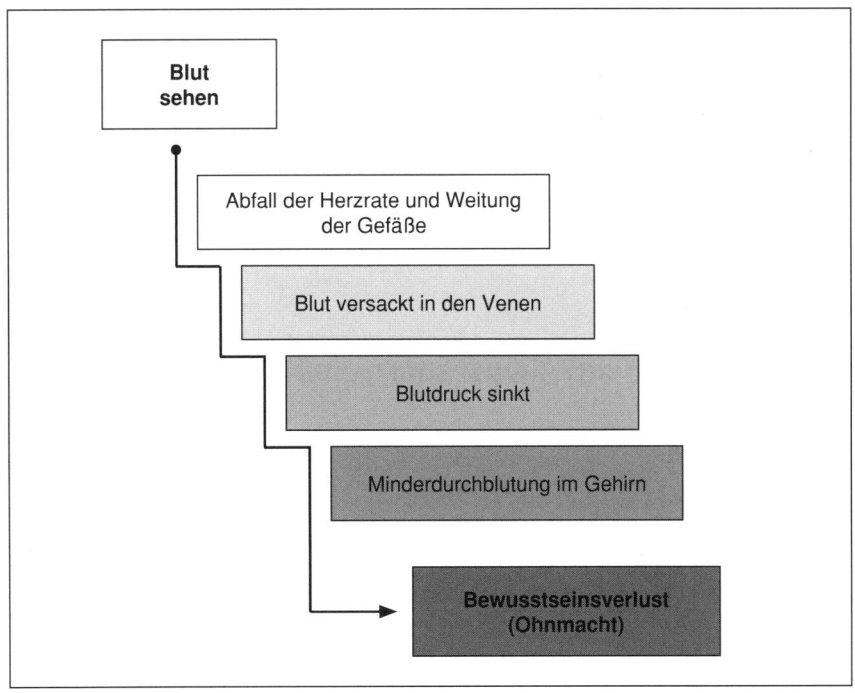

Abbildung 5: Patientenmodell: Entwicklung einer vasovagalen Synkope

Sehr häufig beziehen sich die Befürchtungen der Patienten („Was ist das Schlimmste, das in der störungsrelevanten Situation passieren könnte?") auf das Eintreten der Ohnmacht selbst. Deshalb kann eine positive Umdeutung der vasovagalen Synkope als Schutzfunktion des Körpers sinnvoll sein. Die Reaktion tritt auf, um die Blutversorgung zum Gehirn sicherzustellen und bei Verletzungen möglichen Blutverlust zu minimieren. Die Synkope im Rahmen der BSV-Phobie ist demnach ein übersteigerter Schutzreflex.

Welche Behandlungsmöglichkeiten gibt es bei Blut-Spritzen-Verletzungsphobie?

Bei einer psychotherapeutischen Behandlung gibt es sehr gute Besserungschancen. Die Methode der Wahl bei Spezifischen Phobien ist die Expositionstherapie, deren Ziel es ist, sich unter Anleitung eines Therapeuten in gestufter Form verschiedenen störungsrelevanten Situationen so lange auszusetzen, bis sich die Angst hinreichend reduziert hat. Um die Ohnmachtsreaktion positiv zu beeinflussen, hat sich die Angewandte Anspannung als sehr hilfreich erwiesen. Zusätzlich werden in der Therapie aber auch automatische negative Gedankengänge hinterfragt und durch positive Selbstverbalisationen ersetzt. Darüber hinaus wird der Patient trainiert, seine Aufmerksamkeit gezielt zu lenken sowie seine Angst und die eigenen Bedürfnisse in der Untersuchungssituation gegenüber einem Arzt zu kommunizieren bzw. sein Umfeld zu instruieren und Rahmenbedingungen angstreduzierend zu gestalten.

Da psychotherapeutische Ansätze in der Dauerhaftigkeit ihrer Wirksamkeit medikamentösen Ansätzen überlegen sind, stellen sie die Methode der Wahl dar.

4.2   Verhaltensorientierte Interventionen

Zur Behandlung der BSV-Phobie und deren Symptome sowie resultierender Probleme werden in der Literatur zahlreiche verhaltensorientierte Interventionen vorgeschlagen (u. a. angewandte Anspannung/Entspannung, rhythmische Anspannung, Atemübungen, Aufmerksamkeitslenkung). Gemeinsam ist allen Interventionen, dass dem Patienten für Expositionssituationen Coping-Techniken vermittelt werden, die in der Folge auch im Alltag leicht angewendet werden können.

4.2.1 Angewandte Anspannung

Bei der Angewandten Anspannung handelt es sich um eine einfache Verhaltenstechnik, bei der der Patient periphere Muskeln (Arme, Beine, Brustkorb, Bauch, Po) für wenige Sekunden anspannt, um sie dann wieder zu lockern, ohne jedoch in die Entspannung zu gehen. Primäres Ziel der Angewandten Anspannung ist es, den Blutdruck zu beeinflussen und dabei insbesondere dem Blutdruckabfall in der zweiten Phase der vasovagalen Reaktion entgegenzuwirken. Dazu ist es notwendig, den Patienten für erste Anzeichen einer aufkommenden Ohnmacht zu sensibilisieren (siehe Kasten auf S. 8), damit er frühzeitig gegenregulieren kann.

Die Angewandte Anspannung dient der Regulierung des Blutdrucks

Vögele et al. (2003) gehen davon aus, dass Angewandte Anspannung zwei Wirkmechanismen aufweist. So wird im ersten Abschnitt der diphasischen Reaktion die sympathische Aktivierung reduziert, da Energie durch die Anspannung an die Muskeln abgeführt wird. Damit wird einer reflektorischen Bradykardie (Verlangsamung der Herzrate) und Vasodilatation (Gefäßerweiterung) vorgebeugt. In der zweiten Phase wird durch die Muskelanspannung der Blutrückfluss von den Venen zum Herz verstärkt. Das Blut kann dadurch nicht mehr „versacken".

In der Arbeitsgruppe um Lars Göran Öst an der Universität Uppsala bzw. Stockholm wurde ein Behandlungsprogramm entwickelt, das als zentrales Element die Angewandte Anspannung beinhaltet. Das ursprüngliche Programm besteht aus fünf Sitzungen, in denen nach einer individuellen Diagnostik (Verhaltensanalyse) die Technik der Angewandten Anspannung erlernt wird, um diese dann in verschiedenen störungsrelevanten Situationen zu erproben (Öst & Sterner, 1987; siehe Kasten).

Angewandte Anspannung in fünf Sitzungen

**Angewandte Anspannung (Öst & Sterner, 1987) –
Programm mit fünf Sitzungen**

Sitzung 1:
* Verhaltensanalyse.
* Erlernen der Angewandten Anspannung: Anspannen der großen Skelettmuskulatur (Arme, Beine, Brust) für 15 bis 20 Sekunden; Lösen der Anspannung bis auf das Ausgangsniveau (jedoch keine Entspannung); 30 Sekunden Pause. Insgesamt werden fünf Zyklen von Anspannung und Lösen der Anspannung geübt.

Sitzung 2 und 3:
* Exposition mit störungsrelevanten Bildern: Es werden 30 störungsrelevante Szenen gezeigt, bei denen auf erste Anzeichen einer Ohnmacht

---

geachtet werden und dann mit Angewandter Anspannung reagiert werden soll.

Sitzung 4:
• Exposition in vivo: Besuch eines Blutspendedienstes (andere beim Blutspenden beobachten, dann selbst eine Spende abgeben mit Angewandter Anspannung).

Sitzung 5:
• Exposition in vivo: Besuch einer chirurgischen Station (Thoraxoperation beobachten mit Angewandter Anspannung).

Variationen der Angewandten Anspannung

Rhythmische Anspannung

Als Modifikation bzw. Verbesserung der Angewandten Anspannungstechnik schlagen verschiedene Autoren anstelle der zeitlich ausgedehnten Anspannung für jeweils 30 Sekunden eine rhythmische Anspannung vor (z. B. Bodycoat et al., 2000; France et al., 2006). Diese beinhaltet, dass die Anspannungs- und Lockerungsphasen schneller aufeinander folgen (z. B. im Fünf-Sekunden-Rhythmus).

Darüber hinaus sollen gekreuzte Beine während der Durchführung der Angewandten Anspannungstechnik zu einer Verbesserung der zerebralen Durchblutung beitragen. Die Autoren gehen davon aus, dass durch das Übereinanderschlagen der Beine der intramuskuläre Druck erhöht wird, was eine mechanische Kompression der Venen zur Folge hat. Dies wiederum wirkt dem „venösen Pooling" entgegen, da das Blut zurück in den Thoraxbereich gepresst wird. Die kardiale Füllung und das Schlagvolumen nehmen zu (Ditto et al., 2009).

Weitere Variationen der Angewandten Anspannungstechnik bestehen darin, dass nicht nur die Extremitäten, sondern der gesamt Körper angespannt wird (Ditto et al., 2009), oder dass Angewandte Anspannung ohne begleitende Exposition durchgeführt wird (Öst et al., 1989).

4.2.2 Angewandte Entspannung

Anwendung bei einem sympathisch dominierten Reaktionsmuster (z. B. Spritzenphobie)

Es ist nur sinnvoll, einem Patienten Angewandte Anspannung zu vermitteln, wenn eine Ohnmachtstendenz besteht. Trifft dies nicht zu, zum Beispiel im Rahmen von einer reinen Spritzenphobie, kann auf andere Verhaltenstechniken zurückgegriffen werden. Die von Öst (1987) entwickelte Methode der Angewandten Entspannung wird im Band „Generalisierte Angststörung" in dieser Buchreihe (Becker & Hoyer, 2005) detailliert beschrieben. Das Ziel des Verfahrens ist, dass der Patient erlernt, die ersten

Zeichen beginnender Angst bewusst zu erkennen und daraufhin sofort in eine Entspannungsreaktion zu gehen. Dadurch wird eine Bewältigungsstrategie für die phobische Situation vermittelt. Das Verfahren beginnt damit, dass der Patient die Progressive Muskelrelaxation (PMR) nach Jacobson erlernt. Voraussetzung für den Erfolg der Angewandten Entspannung ist, dass der Patient regelmäßig übt und die PMR sehr gut beherrscht. Begonnen wird mit einer Kurzversion, die 15 Muskelgruppen umfasst. Sobald der Patient diese Methode gut eingeübt hat, kann durch ein Zusammenfassen auf acht Muskelgruppen das Verfahren weiter verkürzt werden. Im Anschluss wird die Instruktion so abgewandelt, dass der Patient ohne vorherige Anspannung einen Entspannungszustand erreicht. Die Entspannungsreaktion wird dann an ein Schlüsselwort gekoppelt, auf welches hin der Patient unmittelbar entspannen soll. Ein weiterer wichtiger Schritt ist, dass der Patient lernt in verschiedenen Alltagssituationen (z. B. beim Gehen oder bei der Arbeit am Computer etc.) diese Entspannungsreaktion einzuleiten. Erst wenn es dem Patienten möglich ist, in normalen, nicht belastenden Alltagssituationen innerhalb von 30 Sekunden einen entspannten Zustand zu erreichen, wird die Entspannung in angstbesetzten Situationen angewandt. Nun wird die Angewandte Entspannung in verschiedenen hierarchisch nach Schwierigkeitsgrad geordneten Situationen zur Anwendung gebracht.

4.2.3 Atemübungen

Wie bereits erwähnt, kann Hyperventilation bei der BSV-Phobie zu einer Ohnmachtsreaktion beitragen. Insofern kann bei diesen Patienten ein Atemtraining sinnvoll sein. Dabei wird der Patient gebeten, eine bequeme Körperhaltung (im Sitzen, z. B. im Droschkenkutschersitz, oder auch im Liegen) einzunehmen. Während der Übung soll der Patient versuchen, seinen Schultergürtel und den Brustraum zu lockern. Daraufhin wird der Patient angeleitet, tief durch die Nase einzuatmen, dann für ungefähr 3 Sekunden den Atem anzuhalten und danach langsam durch den Mund wieder auszuatmen. Beim Einatmen soll der Patient darauf achten, tief in den Bauch hinein zu atmen und dann erst den Brustraum zu füllen (dies kann durch das Auflegen der Hände auf den Bauch oder auch den Brustkorb spürbar gemacht werden). Ziel der Übung ist vor allem ein vertiefter und verlangsamter, regelmäßiger Atemrhythmus, wobei verstärkt auf das Ausatmen geachtet werden soll, um weniger CO_2 abzuatmen und so der Hyperventilation entgegenzuwirken. Dabei wird der Patient auch angeleitet, kürzer ein- als auszuatmen, also etwa beim Einatmen bis 2 und beim Ausatmen bis 4 zu zählen. Eine Vertiefung der Atmung kann auch dadurch erreicht werden, dass beim Ausatmen der Bauch etwas eingezogen wird; dadurch verstärkt sich automatisch die Einatmung. Mit dem Ausatmen kann auch das Aussprechen eines Wortes verbunden werden (z. B. „ruhig").

Atemtraining, um der Hyperventilation entgegen zu wirken

Alternativ können meditative Atemübungen eingesetzt werden. Die Übung erfolgt in entspannter Sitzhaltung. Der Patient wird gebeten, seine Atemzüge mit geschlossenen Augen (oder offenen mit Fixierung eines Punktes auf dem Boden/der Wand) zu zählen, auf das Heben und Senken des Brustkorbes zu achten und alle Empfindungen im Bereich des Naseneingangs wahrzunehmen. Ziel der Übung ist die Aufmerksamkeitsfokussierung auf die Atmung, sodass diese gleichmäßiger und langsamer wird.

4.2.4 Vermittlung konkreter Handlungsoptionen

Kommunikationstraining

Bei manchen Patienten können Kommunikationsdefizite den Umgang mit Ängsten im Rahmen medizinischer Behandlungen erschweren. Patienten äußern sehr oft die Befürchtung, sie würden in ihrer Angst nicht ernst genommen und als „hysterisch" abgestempelt werden. Viele Patienten haben auch schon negative Erfahrungen im Umgang mit medizinischem Personal gemacht, das wenig einfühlsam auf deren Angst- und Ohnmachtssymptome reagierte. Deshalb kann ein Kommunikationstraining sinnvoll sein, in dem der Patient einübt, wie er dem behandelnden Arzt seine Symptomatik und seine Bedürfnisse mitteilt; z.B.: „Ich leide an einer BSV-Phobie mit Ohnmachtssymptomen"; „Ich möchte gerne mit Ihnen ein Kontrollsignal vereinbaren. Bitte unterbrechen Sie die Behandlung, wenn ich die Hand hebe" oder „Ich werde während der Blutabnahme eine Anspannungstechnik anwenden."

Bedürfnisse äußern und Kontrollsignale vereinbaren

Ablenkung vs. gezielte Aufmerksamkeit

BSV-Phobiker zeigen während einer Exposition massives Vermeidungsverhalten. Gelingt es ihnen, eine Blutabnahme oder eine andere medizinische Untersuchung durchzustehen, ist dies in der Regel mit einer Blickabwendung oder mit dem Schließen der Augen verbunden.

Dass gezielte Aufmerksamkeit bei der Konfrontation mit dem phobischen Objekt jedoch sinnvoll sein kann, wird durch verschiedene empirische Studien nahe gelegt. Steptoe und Wardle (1988) konfrontierten Personen mit und ohne Ohnmachtsneigung mit einem Operationsfilm. Beide Gruppen unterschieden sich in den selbst gewählten aufmerksamkeitsbezogenen Copingstrategien. Während zur Ohnmacht neigende Personen auf eigene körperliche Symptome achteten, konzentrierte sich die Vergleichsgruppe auf technische Aspekte des Films.

Ebenso legt eine Studie von Sartory, Rachman und Grey (1982) nahe, dass eine gezielte Auseinandersetzung mit der phobischen Situation im Vergleich zur Ablenkung langfristig hilfreich ist. Tierphobiker waren gebeten

36

worden, über das angsterzeugende Tier nachzudenken bzw. in einem Magazin zu lesen. Direkt nach der Behandlung unterschieden sich die Gruppen nicht hinsichtlich der erlebten Angst. Eine Woche später jedoch erlebte die Ablenkungsgruppe einen partiellen Rückfall.

Penfold und Page (1999) untersuchten Effekte von Ablenkung bzw. Aufmerksamkeitsfokussierung im Rahmen einer zehnminütigen Exposition von Personen mit BSV-bezogenen Ängsten. Es gab drei experimentelle Bedingungen: (1) Die Teilnehmer sprachen während der Exposition über das phobische Material, (2) Die Teilnehmer sprachen während der Exposition über ein Phobie irrelevantes Thema, (3) oder es wurde eine Exposition ohne Konversation durchgeführt. Alle Ansätze führten zu einer vergleichbaren Angstreduktion am Ende der Exposition, wobei Ablenkung einen positiven Initialeffekt hatte, der besonders bei solchen Probanden ausgeprägt war, die anfänglich von einer sehr geringen Selbstkontrolle über ihre Angst berichtet hatten. Distraktion stellt somit eine kurzfristig erfolgreiche Bewältigungsstrategie dar, die jedoch nur bei kurzer Konfrontation wirksam ist, jedoch bei längerer Exposition häufig versagt.

Im Hinblick auf eine mögliche Anwendung für die Behandlung der BSV-Phobie legen diese Ergebnisse nahe, dass in der frühen Therapiephase Ablenkung mittels Konversation bei ersten kurzen Expositionsversuchen sinnvoll sein kann, während eine Kombination aus visueller und kognitiver Aufmerksamkeitshinwendung langfristig die Angstreduktion stabilisiert. Letzteres ist auch deshalb wichtig, da BSV-Phobiker durch ihre Ablenkungsstrategien häufig wichtige Reizelemente gar nicht wahrnehmen. In unserer Forschungsambulanz gelang es BSV-Phobikern nur durch geleitete Aufmerksamkeit im Rahmen einer Expositionsübung zu erkennen, dass bei einer Injektionsszene, die Nadel nicht die Haut durchstach, sondern lediglich auf dem Arm der abgebildeten Person lag.

Vermeidungsverhalten im Verlauf der Therapie immer weiter reduzieren

4.3 Kognitive Ansätze

Überprüfung und Korrektur irrationaler Annahmen

Phobische Patienten neigen während einer Exposition zu katastrophisierenden Kognitionen. Hier wird vor allem die Wahrscheinlichkeit eines negativen Ausgangs der Situation, aber auch die Intensität der eigenen Angstreaktion überschätzt. So gehen die Patienten etwa davon aus, dass es mit Sicherheit zu einer Ohnmacht kommen wird. Darüber hinaus nehmen sie an, dass diese Situation sehr unangenehm und peinlich sei bzw. dass der Arzt kein Verständnis für ihr Missgeschick habe. Gleichzeitig nehmen sie körperliche Symptome (etwa die der Ohnmacht) wahr und verstärken somit die ängstlich verzerrten Kognitionen. Dadurch wird ein Teufelskreis

Verzerrte Kognitionen: Ohnmacht, Peinlichkeit, Kontrollverlust

("Ohnmachtsspirale") in Gang gesetzt, und die Patienten ziehen den Fehlschluss: „Da ich Angst habe, muss die Situation bedrohlich sein". Kognitive Ansätze dienen dazu, irrationale Einstellungen aufzudecken, zu überprüfen und sie zu korrigieren.

Selbstwirksamkeit und Formulierung positiver Kontrollüberzeugungen

Bandura (1983) entwickelte das Konzept der Selbstwirksamkeit. Danach ist es die wahrgenommene mangelnde Selbstwirksamkeit in störungsrelevanten Situationen, die zur Angst und zu dysfunktionalem Verhalten beim Patienten führt. Ein Gefühl von ausreichender Kontrolle trägt hingegen zur Angstreduktion bei. Die Vermittlung positiver Kontrollüberzeugungen (z. B. durch Selbstverbalisation, Erlernen der Angewandten Anspannung) kann bei BSV-Phobikern dazu beitragen, dass autonome Prozesse (initiale Herzraten- und Blutdrucksteigerung und folgende Abnahme im Rahmen der biphasischen Reaktion) positiv beeinflusst werden und eine Ohnmacht somit unwahrscheinlicher wird.

Selbstwirksamkeitserwartung zentral für Therapieerfolg

Sehr häufig berichten BSV-Phobiker von automatischen negativen Gedanken, die sich vor allem auf das Erleben einer Ohnmacht, jedoch auch auf soziale Aspekte (z. B. unangenehm aufzufallen) beziehen. Ziel der Selbstverbalisations-Intervention ist es daher, den Patienten zu problembewältigendem Verhalten anzuleiten. Es ist bei der Formulierung der positiven Selbstverbalisationen von höchster Wichtigkeit, dass diese für den Patienten eine individuelle Bedeutsamkeit besitzen und ihn stärken. Selbstverbalisationen bei BSV-Phobie können den Patienten zur Selbstbeobachtung veranlassen (z. B.: „Ich atme ganz ruhig"), dazu führen, das eigene Verhalten positiv zu beurteilen (z. B.: „Ich bin stolz auf mich, denn ich halte durch") oder ermutigende, lösungsorientierte Inhalte besitzen („Ich weiß, wie ich mit der Situation umgehen kann").

Emotionsregulation: Ekel und Empathie

Neben der Veränderung irrationaler Überzeugungen durch die Methode des kognitiven Umstrukturierens, kann die Identifizierung und Beeinflussung dysfunktionaler Emotionen in das therapeutische Konzept integriert werden.

Ekel: Page et al. (1998) wiesen nach, dass neben Angst- auch Ekelgefühle die vasovagale Synkope im Rahmen der BSV-Phobie modifizieren. Die Imagination einer ekligen Szene während der Exposition mit einem Verletzungsbild verstärkte die Ohnmachtssymptomatik. Für eine weitere Phobikergruppe (Spinnenphobiker) konnte gezeigt werden, dass diese eher resistent gegenüber Expositionstherapie waren, wenn sie eine hohe Ekelempfindlichkeit aufwiesen (Merckelbach et al., 1993). Deshalb erscheint es für die Therapieplanung relevant, Informationen über die allgemeine und störungsbezogene Ekelempfindlichkeit einzuholen und während Expositionsübungen explizit das Erleben von Ekel zu erfragen.

Manche Autoren schlagen vor, bei ekeldominierten Spezifischen Phobien in der Therapie mit einer allgemeinen Ekel-Desensibilisierung zu beginnen und nicht mit einer störungsspezifischen Exposition. Dies würde bedeuten, dass man den Patienten in einem ersten Therapieschritt mit generellen Ekelreizen konfrontiert (z. B. verschimmelte Nahrung betrachten oder berühren bzw. sich mit einem von einer fremden Person benutzen Kamm durch die Haare fahren). Darüber hinaus kann die „klassische" Exposition durch störungsspezifische Ekelübungen ergänzt werden. So erbrachte eine Studie von Hirai et al. (2008) erste Hinweise darauf, dass zusätzliche blutbezogene Ekelkonfrontationen (z. B. mit der Hand, mit der eine Injektionsnadel berührt wurde durch die eigenen Haare fahren) tendenziell den Effekt einer Standardtherapie erhöhte. Solche Übungen können auch leicht als Hausübungen durchgeführt werden, etwa ein Stück rohes Fleisch kaufen, zu Hause zerteilen, nicht ganz durchbraten und verzehren. Eine Übung mit niedrigerem Schwierigkeitsgrad wäre etwa rote Lebensmittel, z. B. eine Tomatensuppe zu essen.

Allgemeine Ekel-Desensibilisierung

Zusätzlich blutbezogene Ekelkonfrontation

Störungsspezifische Ekelübungen können weiterhin eingesetzt werden, um verzerrte Kognitionen bezüglich des „Kontaminationspotenzials" von Blut und Verletzungen aufzudecken. Dazu kann das Verhaltensexperiment „Kontaminationskette" durchgeführt werden: Der Therapeut beginnt damit, dass er bei sich selbst einen Fingerstich setzt. Dann streift er einen Tropfen Blut von seinem Finger mit einem Bleistift ab. Mit diesem berührt er einen weiteren Bleistift und so fort. Diese „Kontamination" wird fünfmal (oder häufiger) durchgeführt. Im Anschluss daran erhalten die Patienten die Aufgabe, die Bleistifte beginnend mit dem letzten der Kette zu berühren, den ausgelösten Ekel einzustufen oder sich damit durchs Haar zu streichen. Währenddessen verbalisieren die Patienten ihre Gedanken und Gefühle. Die Kontaminationskette ist gut in der Gruppe umsetzbar.

Empathie: Sehr viele Patienten mit BSV-Phobie berichten von starken empathischen Reaktionen bei Konfrontation mit Verletzungen/Behandlungen bei anderen Personen. So schildern die Patienten etwa, dass es sogar bei bloßen Schilderungen von Operationen oder Verletzungen bzw. beim Beobachten anderer Patienten im Wartezimmer eines Krankenhauses zu Ohnmachtsreaktionen bei ihnen selbst kommt. Die Patienten berichten, dass sie sich nicht gegen das „automatische Hineinversetzen" in die Situation des anderen erwehren können. Diese Tatsache kann eine emotionale Distanzierung notwendig machen. Hier können verschiedene Imaginationsübungen zum Einsatz kommen, die dem Patienten dabei helfen, sich einem Geschehen auszusetzen, sich allerdings ein Stück weit emotional von diesem abzugrenzen. Im Folgenden findet sich in Anlehnung an Mor-

Hohe Schmerzempathie bei BSV-Phobie

Imagination zur emotionalen Distanzierung

schitzky (2004) ein Vorschlag für eine Imaginationsübung zur emotionalen Distanzierung:

Imaginationsübung

Bei der nun folgenden Übung geht es darum, sich seiner Angst zu stellen (also nicht zu vermeiden), sich aber gleichzeitig emotional davon zu distanzieren. Nehmen Sie eine bequeme Position ein und schließen Sie die Augen. Lenken Sie Ihre Aufmerksamkeit nach innen, lassen Sie Gedanken wie Wolken an sich vorbeiziehen und achten Sie auf Ihre Atmung. Stellen Sie sich vor, Sie schalten Ihren Fernsehapparat ein und schauen sich einen „Angstfilm" an (ähnlich wie Sie sich auch ein Video anschauen würden). Lassen Sie den Film vor Ihrem inneren Augen ablaufen – bis zum Ende. Sie können den Film mit der Fernbedienung jederzeit vor- und zurückspielen bzw. anhalten, um ein Standbild zu erhalten. Sehen Sie sich selbst im Angstfilm und erleben Sie sich trotzdem als distanzierter Beobachter. Stellen Sie sich nun vor, Sie befinden sich in dem Film in einem Krankenhaus, um eine Untersuchung durchführen zu lassen. Im Warteraum sitzt Ihnen eine Person gegenüber, die offensichtlich einen Unfall hatte und einen Kopfverband trägt. Was könnte mit der Person passiert sein? Vergegenwärtigen Sie sich bei aufkommender Angst beim Anschauen des „Angstfilms", dass Sie nur ein Beobachter und nicht die betroffene Person sind. Nehmen Sie Ihre Körperposition wahr und spüren Sie die Sitz- oder Liegefläche, die Lehne, die Ihren Rücken abstützt, den Stoff, den Ihre Hände berühren. Machen Sie sich noch einmal bewusst, dass nicht Sie den Kopfverband tragen, also nicht Sie direkt betroffen sind. Finden Sie einen Weg, wie Sie die betroffene Person anblicken können, ohne jedoch sofort ihre Empfindungen zu übernehmen. Vielleicht hilft es Ihnen, sich das Geschehen in schwarz-weiß vorzustellen. Vielleich hilft es Ihnen aber auch, wenn Sie in Gedanken um sich selbst einen Kreis aus hellem Licht legen. Wenn sehr starke Angst aufkommt, können Sie den Film vorübergehend leiser oder dunkler drehen bzw. kurz ausschalten, jedoch nur dann, wenn Sie vorher bereit sind, nach kurzer Erholung den Film wieder einzuschalten, als Ausdruck dafür, nicht zu „kneifen". Wenn Sie das Gefühl haben, dass Sie sich noch weiter von dem Geschehen distanzieren möchten, dann ändern Sie die Perspektive: Stellen Sie sich vor, Sie befinden sich in der Vorführkabine eines Kinos. Durch die Glasscheibe der Vorführkabine beobachten Sie sich selbst, wie Sie im Kinosaal sitzen und einen Film auf der Leinwand ansehen. Sehen Sie sich also selbst dabei zu, wie Sie sich einen „Angstfilm" anschauen.

Je nach individuellem Problemgeschehen kann die Imaginationsübung abgewandelt werden:

40

1. *Tresorübung bzw. „gesunder" Egoismus:* Manchen Patienten hilft es, Ihre Fähigkeit, empathisch mit anderen mitzufühlen, gezielt einzusetzen. Die Imagination könnte wie folgt abgewandelt werden: „… dass Sie sehr stark mit anderen mitfühlen, ist ein schöner Zug von Ihnen. Sie sollten sich diesen auch bewahren. In diesem Fall nützt er Ihnen jedoch nicht, sondern schadet Ihnen sogar. Stellen Sie sich daher jetzt vor, wie Sie die Eigenschaft „Empathie" in einem Tresor verschließen. Sie allein entscheiden, wann Sie das „Gefühl" einsetzen wollen und wann Sie es nicht tun wollen, weil es Ihnen selbst nicht gut tut."

2. *Imagination eines positiven Ausgangs:* Diese kann dem katastrophisierenden Denken der Phobiker entgegengestellt werden. Die Imagination enthält etwa folgenden Teil: „… der Person wird hier geholfen, es geht ihr sicher bald wieder gut."

3. Manche Patienten empfinden in der Anfangsphase der Imagination die *Anwesenheit eines Beschützers oder eines Glücksbringers* als sehr unterstützend.

4. *Verankerung im Hier und Jetzt:* Manche Patienten sprechen gut auf eine sinnliche Verankerung im Hier und Jetzt an: z. B. Ballen der Hand zu einer Faust, Blick auf ein bestimmtes Bild, Hören ihrer Lieblingsmusik im Hintergrund oder der Stimme einer vertrauten Person, Summen einer bestimmten Melodie, Zwerchfellatmung mit Heben und Senken ihrer Hände auf der Bauchdecke, Spüren des Lehnstuhls, in dem sie sitzen, Riechen des Geruchs des Partners oder des Wohnzimmers, Schmecken des Getränks, das sie gerade trinken.

4.4 Wirksamkeitsüberprüfung verhaltensorientierter Interventionen

Die Technik der Angewandten Anspannung und ihrer Variationen wurde bereits in zahlreichen Studien evaluiert, sowohl in nicht klinischen Gruppen, wie Blutspendern, als auch in Patientenstichproben.

Wirksamkeitsüberprüfung der Angewandten Anspannung an nicht klinischen Gruppen

Empirische Befunde unterstützen die psychophysiologische Wirksamkeit der Angewandten Anspannung zum Teil. So konnten Vögele et al. (2003) für Personen mit Ohnmachtsneigung in blutrelevanten Situationen zeigen, dass durch Angewandte Anspannung der initiale Anstieg des systolischen Blutdruckes sowie der folgende Abfall der Herzrate und des diastolischen Blutdruckes beim Betrachten eines Operationsfilmes reduziert werden konnte. Dies gelang schon nach einer sehr kurzen Übungsphase dieser Technik von nur sieben Minuten. Auf das körperliche Befinden hatte die Intervention allerdings keinen Einfluss; berichtete Symptome wie Benommenheit, Übelkeit und Herzrasen unterschieden sich nicht von denen einer Kontrollgruppe ohne Behandlung.

In einer Studie teilten Ditto et al. (2009) Blutspender zufällig einer Gruppe mit Angewandter Anspannung oder einer Gruppe ohne Intervention zu. In der Bedingung mit Angewandter Anspannung sahen die Teilnehmer ein kurzes Video, in dem die Technik demonstriert wurde. Angewandte Anspannung führte zu einer Verringerung der Herzratendezeleration, zu einer reduzierten vagalen parasympathischen Aktivität (geringere Herzratenvariabilität im Frequenzbereich 0.15 bis 0.40 Hz) und zu weniger körperlichen Beschwerden (Schwindel, Übelkeit) im Vergleich zur Gruppe ohne Intervention. Für die Wirksamkeit der Angewandten Anspannung war es irrelevant, ob der ganze Körper oder lediglich der untere Bereich (Beine, Bauch, Hüften) angespannt worden waren.

Wirksamkeitsüberprüfung der Angewandten Anspannung an klinischen Gruppen

Bisher wurde die Wirksamkeit der Angewandten Anspannung bei BSV-Phobikern primär durch die Arbeitsgruppe um Lars Göran Öst selbst evaluiert (Öst, 2009). Im Rahmen von fünf Untersuchungen zeigte sich, dass ein Kurzprogramm mit einer Sitzung genauso effektiv war wie das Originalprogramm mit fünf Sitzungen. Außerdem erwies sich eine „Tension only"-Intervention (Erlernen Angewandter Anspannung ohne Konfrontation mit störungsrelevanten Reizen) als vergleichbar wirksam, was auf die Bedeutung des Erlernens der muskulären Anspannung als effiziente Coping-Strategie verweist. In diesem Zusammenhang ist es auch interessant, dass weniger als die Hälfte der Teilnehmer des Therapieprogrammes Angewandte Anspannung nach Therapieende anwendeten. Sie gaben an, aufgrund des Wissens eine effektive Technik gegen die Ohnmacht zu beherrschen, ihnen dies bereits ein ausreichendes Sicherheitsgefühl in Expositionssituationen geben würde (Öst et al., 1991; Öst & Sterner, 1987; Öst et al., 1989).

Zentrale Rolle der Selbstwirksamkeitserwartung

In den fünf Studien der Öst-Gruppe wurde deutlich, dass die Technik effektiv war (bezüglich Stabilisierung von Herzrate und Blutdruck, Reduktion der Ohnmachtsneigung und des Vermeidungsverhaltens), anderen Techniken überlegen war und zeitlich stabile Effekte erzielte (Katamnesen nach 6 Monaten bzw. 1 Jahr). Im Durchschnitt beinhaltete die Behandlung 5 Sitzungen (über 5 Wochen). Öst (2009) selbst gibt an, dass es durch die Anwendung von Angewandter Anspannung bei 80 % der behandelten BSV-Phobiker zu einem klinisch signifikanten Fortschritt kam, wobei die mittlere Behandlungszeit lediglich vier Stunden betrug.

Klassische Expositionsbehandlung ist gleich wirksam

Bei ihrer zusammenfassenden Überprüfung der 5 Evaluationsstudien von Öst und Mitarbeitern mit Berechnung von Effektstärken für die einzelnen Techniken kommen Ayala et al. (2009) allerdings zum Schluss, dass sich Angewandte Anspannung in ihrer Wirksamkeit nicht von der klassischen

Expositionsbehandlung unterscheidet. Außerdem ergaben sich keine spezifischen Effekte der Angewandten Anspannung auf somatische Reaktionsparameter wie Herzrate, Blutdruck bzw. Ohnmachtsneigung. Danach steht der spezifische Wirksamkeitsnachweis der Angewandten Anspannung für die vasovagale Synkope im Rahmen der BSV-Phobie noch aus.

Unbestritten ist jedoch, dass man mittels Angewandter Anspannung auch in klinischen Stichproben Kreislaufparameter beeinflussen kann. So baten Ritz et al. (2005) BSV-Phobiker beim Betrachten eines Operationsfilmes ihre Beinmuskulatur anzuspannen, was zur Erhöhung des systolischen Blutdrucks führte, jedoch keinen Einfluss auf die Ohnmachtsneigung hatte.

Kritiker der Technik verweisen darauf, dass Angewandte Anspannung primär eine Copingtechnik im Sinne eines gesteigerten Kontrollerlebens in phobischen Situationen vermittelt, jedoch die eigentliche phobische Angst nicht verändert. Skeptiker hinterfragen sogar, ob die Angewandte Anspannung vielleicht ein dysfunktionales Sicherheitsverhalten darstellt, das einer (noch) effektiveren Symptomreduktion im Wege steht.

Wirksamkeitsüberprüfung von Variationen der Angewandten Anspannung

In verschiedenen Studien erwies sich eine rhythmische Anspannung bezüglich der Erhöhung des diastolischen Blutdruckes als effektiver im Vergleich zur Standardtechnik (z. B. France et al., 2006). Die Autoren verglichen rhythmische Anspannung (jeweils 5 Sekunden Anspannung, 5 Sekunden Lockerung) mit bzw. ohne gekreuzten Beinen und wiesen nach, dass beide Techniken im Vergleich zur Nicht-Intervention eine Erhöhung des Blutdrucks (systolisch, diastolisch) und der Herzrate bewirkten. Alleine die gekreuzten Beine verhalfen zu einer signifikanten Erhöhung der zerebralen Durchblutung. Somit konnte durch diese additive Komponente der Angewandten Anspannung (Kreuzen der Beine) ein zusätzlicher Interventionsgewinn erzielt werden. Beim Vergleich der Anspannung des gesamten Körpers mit der ausschließlichen Anspannung der unteren Extremitäten ergab sich kein Unterschied in der Wirksamkeit (Ditto et al., 2009).

Rhythmische Anspannung

Schließlich ist nach Öst et al. (1989) die Angewandte Anspannung auch ohne begleitende Exposition wirksam. Zu dieser Variation liegt allerdings nur eine Evaluationsstudie vor, sodass eine Anwendung im therapeutischen Kontext nicht zu empfehlen ist.

Abschließend lässt sich zur Bewertung der Angewandten Anspannung und deren Variationen feststellen, dass für die Effektivität der Technik die genaue Einhaltung der von Öst beschriebenen Vorgaben im Originalprogramm nicht notwendig ist. Bei der individuellen Ausführung der Angewandten Anspannung können daher Wünsche und Vorlieben des Patienten berücksichtigt werden.

43

4.5 Medikamentöse bzw. somatische Behandlungsansätze

Flüssigkeits-
zufuhr

Zur Prävention bzw. als unterstützende Maßnahmen, die die Auftretens-wahrscheinlichkeit einer Synkope verringern kann, hat sich zum einen eine verstärkte Flüssigkeitszufuhr erwiesen. Dem Patienten wird deshalb nahegelegt, regelmäßiger zu trinken bzw. die Zufuhr vor der Blutabnahme zu erhöhen (allerdings keinen Kaffee, da dieser eine diuretische Wirkung hat). Zum anderen kann die Zufuhr von Salz (120 mg/dl am Tag) als präventive Maßnahme sinnvoll sein (Parry & Kenny, 1999).

Medikamentöse
Blutdruck-
regulation

Bei der medikamentösen Behandlung von Synkopen werden vor allem blutdruckregulierende Mittel eingesetzt, am häufigsten Betablocker (Parry & Kenny, 1999). Diese wirken reduzierend auf die myokardiale Inotropie (Kontraktionsfähigkeit des Herzmuskelgewebes) sowie auf im Blut zirkulierendes Adrenalin, wodurch der Verringerung sympathischer Aktivität (vor der Synkope) vorgebeugt wird. Parry und Kerry (1999) bemerken, dass es nur wenige kontrollierte Studien gibt, die vornehmlich den Kipp-bett-Test als Erfolgsmaß verwendeten. Zwei randomisierte, placebokontrollierte Studien wiesen nach, dass der generelle Einsatz von Betablockern in der Prophylaxe neurokardiogener Synkopen nicht wirksam ist (Flevari et al., 2002; Sheldon et al., 2006a). Auch gering dosierte Antidepressiva, serotonerge Wiederaufnahmehemmer (Paroxetin, Fluoxetin), werden zur Behandlung vasovagaler Synkopen eingesetzt, wobei der genaue Wirkmechanismus noch nicht geklärt und die Erfolgsbilanz gemischt ist (Parry & Kenny, 1999).

Interessanterweise gibt es auch Hinweise auf Placeboeffekte im Rahmen der Behandlung vasovagaler Synkopen. So führte bei einer Großzahl von Patienten das einmalige Durchlaufen des Kipptisch-Tests bereits zu einer Verbesserung der Ohnmachtssymptomatik. Als Wirkmechanismus wird dabei die unter kontrollierten Bedingungen induzierte vasovagale Synkope diskutiert (Parry & Kenny, 1999). Darüber hinaus wird der Patient während der Prozedur für das Erkennen von Prodromalsymptomen der Synkope sensibilisiert, und durch die Veränderung des Kippwinkels kann aufkommenden Symptomen effizient entgegengesteuert werden. Letztere Aspekte sprechen dafür, dass durch die Kipptisch-Untersuchung Kontrollüberzeugungen im Sinne des Copings im Patienten verstärkt werden.

Sedativa sind
kontraindiziert

Kontraindiziert sind demgegenüber Sedativa, die die Ohnmachtsneigung sogar noch verstärken können.

4.6   Probleme im Rahmen der Behandlung

Unzureichende Therapiemotivation

Entscheidend für den Therapieerfolg ist vor allem eine ausreichende Therapiemotivation auf Seiten des Patienten und ein hohes Ausmaß an Kooperation zwischen Therapeut und Patient. Widerstand im Rahmen der Exposition kann darauf hindeuten, dass zu rasch vorgegangen oder psychoedukative Elemente nicht ausreichend berücksichtigt wurden. Für den langfristigen Therapieerfolg ist es vor allem nötig, dass der Patient den Zusammenhang zwischen Vermeidungsverhalten und Aufrechterhaltung der Angst versteht und aus diesem Grund regelmäßig übt, sich den störungsrelevanten Situationen auszusetzen.

Ausreichende Psychoedukation ist zentral

Komorbidität

Probleme können sich im Rahmen der Behandlung vor allem ergeben, wenn bei den Patienten komorbide Störungen (meist andere Angststörungen) vorliegen. Es empfiehlt sich hier, die Störungen in der Reihenfolge ihres Ausmaßes der Beeinträchtigung des Alltags zu behandeln. In der Vielzahl der Fälle sind Affektive Störungen, andere Angststörungen (insbesondere Generalisierte Angststörungen) oder auch Suchterkrankungen in erster Linie beeinträchtigend für den Patienten, weshalb sie auch vordringlich behandelt werden sollten. Zum Teil gibt es bei der Symptomatik der BSV-Phobie Überschneidungen zu anderen Störungen, z. B. Ohnmachtsneigung bei einer Panikstörung. Diese Patienten können unter Umständen von den im Rahmen einer BSV-Phobie-Therapie vermittelten Copingstrategien profitieren.

Probleme mit der Technik der Angewandten Anspannung

Da die Angewandte Anspannung einen zentralen Therapiebaustein in der Behandlung der BSV-Phobie darstellt, ist es wichtig, auf eventuelle Probleme bei der Durchführung dieser Technik einzugehen. Zum Teil sind die Patienten nach der Psychoedukation, in der sie in die Technik eingeführt wurden, skeptisch bezüglich deren Wirksamkeit. Im Vergleich zur Komplexität und Dauer ihrer Störung erscheint die Angewandte Anspannung als simpel und deshalb als vermeintlich wenig hilfreich („Das soll schon alles gewesen sein?"). Es ist daher wichtig, den Patienten als engagiertes Therapeutenmodell zu motivieren, sich auf die Übung einzulassen, um erste Erfolge wahrnehmen zu können.

Beim Einüben der Technik treten manchmal unerwünschte Nebenwirkungen auf. So berichten einige Patienten, dass die Einnahme der Sitzposition mit verschränkten Beinen zu Schmerzen (z. B. im Hüftbereich) führt. Wenn die Technik der Angewandten Anspannung körperlich als unangenehm erlebt wird, sollte eine Variation eingeführt werden. So kann eine Muskelanspannung im Beinbereich auch dadurch erzielt werden, dass beide Fersen nebeneinander auf dem Boden mit gehobenen Füßen gestellt werden.

Ebenso erscheint die Kombination von Angewandter Anspannung und gleichmäßiger Atmung häufig schwierig für die Patienten. Deshalb können beide Aspekte zunächst getrennt voneinander (Atemübung; Angewandte Anspannung) eingeübt werden.

Das Auftreten von (Prä-)Synkopen in der Therapie sollte nicht als Problem gesehen werden. Im Rahmen der Psychoedukation sollte man den Patienten darauf hinweisen, dass es zum Auftreten dieser Symptomatik kommen kann. Das „Abfangen" einer Ohnmacht durch Angewandte Anspannung in der Therapie stellt ein Erfolgserlebnis für den Patienten dar, das seine Selbstwirksamkeitserwartung positiv beeinflusst und bei Gruppentherapien Modellwirkung hat.

Kommt es zur kompletten Ohnmacht sollte der Patient liegend auf dem Boden mit hochgelegten Beinen gelagert werden. Der Patient erlangt innerhalb weniger Sekunden wieder das Bewusstsein. Dann ist auf ein langsames Wiederaufrichten zu achten. Vorbeugend sollte sichergestellt werden, ein potenzielles Verletzungsrisiko auszuschalten (z. B. Patient sitzt bei Übung im Sessel mit Lehnen, Therapeut befindet sich nahe beim Patienten).

Resistentes Vermeidungsverhalten

Da Blutphobiker in der Regel sogar mit dem Hören von Schilderungen über Operationen oder Blutabnahmen etc. Probleme haben und dabei oft schon Ohnmachtssymptome erleben, entwickeln sie ein starkes Vermeidungsverhalten. Dies kann bei der Konfrontation dazu führen, dass Patienten etwa kaum auf störungsrelevante Details in Bildern achten, sondern dazu neigen, sich intensiv abzulenken. Das Vorgehen in der Therapie bezüglich der Aufmerksamkeitslenkung kann diesbezüglich als „Gratwanderung" bezeichnet werden: Während der Therapeut in der ersten Phase der Intervention Vermeidung zulassen sollte, um den Patienten zur Durchführung der Übungen zu motivieren, ist das Aufgeben der Vermeidung in späteren Therapiephasen ein wichtiger Schritt, um eine vollständige Habituation der Angst zu ermöglichen. Es ist wichtig, schrittweise von der anfänglich als unterstützend empfundenen Ablenkung der Aufmerksamkeit (z. B. Blutabnahme machen ohne hinzusehen) zu einer tatsächlichen Auseinandersetzung mit der phobischen Situation zu kommen. Dabei wird der

Patient angeleitet, nach dem Abnehmen der Angst auf ein erträgliches Niveau die jeweilige Übung noch einmal mit erhöhtem Schwierigkeitsgrad zu wiederholen (z. B. bei einer Blutabnahme die Spritze genau zu beobachten).

Nicht immer äußern Patienten ihre Vermeidung offen oder durch ein Wegwenden des Blickes. So kommt es sehr häufig zu einem „Umdeuten" der Situation oder des Gesehenen (z. B.: „Diese Spritze sieht aus wie …"). Solche Umdeutungen sollten in der Therapie klar als Vermeidung identifiziert werden.

5   Beispiel einer Kurzzeittherapie

Das folgende Beispiel einer Behandlung (Frau G., siehe Fallbeispiel am Beginn des Buches) entstammt einer Gruppentherapie, die an der Forschungsambulanz der Karl-Franzens-Universität Graz mit einem Therapeuten und einem Co-Therapeuten sowie vier bis fünf Teilnehmern pro Gruppe durchgeführt wurde. Die Entwicklung des Programms erfolgte speziell für BSV-Phobiker mit Ohnmachtsneigung. Es handelt sich um eine Kurzzeittherapie, die 5 (ca. zweistündige) Sitzungen umfasst, nämlich eine umfangreiche Diagnostiksitzung, die im Einzelsetting stattfindet, sowie vier weitere Sitzungen im Gruppensetting, die Psychoedukation sowie den Erwerb und die Anwendung der Angewandten Anspannung während der Konfrontation mit phobierelevanten Situationen und das Erlernen verschiedener Coping-Strategien umfassen. Zwischen den einzelnen Sitzungen werden den Patienten spezielle Hausaufgaben aufgegeben, die jeweils am Beginn der nächsten Sitzung besprochen werden. Die Struktur der Behandlung ist im folgenden Kasten dargestellt.

Struktur der Behandlung

1. Individuelle Diagnostik.
2. Realistische Zielformulierung.
3. Psychoedukation.
4. Entwicklung eines Störungsmodells.
5. Entwicklung eines Veränderungsmodells und Erlernen der Methode der Angewandten Anspannung.

---

6. Konfrontation in vivo (hierarchische Struktur).
   - Bilder
   - Videos (Impfung, Blutabnahme)
   - Fingerstich
   - OP-Videos
   - Blutabnahme
7. Kognitive Umstrukturierung/Emotionsregulation.
   - Selbstverbalisation
   - Imagination
   - Ekelexposition
8. Aufbau von neuen Handlungsoptionen.
   - Sich dem Arzt mitteilen
   - Kontrolle über die Situation gewinnen
9. Behandlungsabschluss und Rückfallprophylaxe.
10. Nachsorge.

Tabelle 3 liefert eine Übersicht über die Inhalte der 5 Sitzungen der Kurzzeittherapie. Es empfiehlt sich zudem, nach spätestens 6 Monaten einen Nachsorgetermin zu vereinbaren.

Tabelle 3: Zusammenfassende Übersicht über die Inhalte der Kurzzeittherapie

Sitzung	Inhalte
1	– Diagnostik, Therapieziele und Zuordnung zu einer Gruppe
2	– Psychoedukation – Grundlagen der Angewandten Anspannung – Konfrontation (Bilder) – Hausübung: Patientenunterlagen bearbeiten, Üben
3	– Besprechen der Hausübung und der Patientenunterlagen – Konfrontation (Video von Blutabnahme, Fingerstich) – Vermittlung von Handlungsoptionen – Selbstverbalisationstraining – Hausübung: Angewandte Anspannung mit Exposition
4	– Besprechen der Hausübung – Konfrontation (OP-Videos) – Vermittlung von Handlungsoptionen – Selbstverbalisationstraining – Hausübung: Angewandte Anspannung mit Exposition
5	– Besprechen der Hausübung – Konfrontation (Blutabnahme) – Rekapitulation, Planung, Rückfallprophylaxe
6	– Nachsorge

5.1 Erste Sitzung (Einzelsetting)

Ziel der ersten Sitzung ist eine individuelle Diagnostik im Einzelsetting und eine anschließende Zuteilung des Patienten zu einer passenden Therapiegruppe. Die Patienten sollten eine bezüglich ihrer Syndromschwere homogene Gruppe bilden. Es empfiehlt sich, vor allem darauf zu achten, dass die Befürchtungen bzw. die Inhalte der Angst oder des Ekels vergleichbar sind. So ist es etwa schwierig, gemeinsame Expositionsübungen zu planen, wenn ein Teil der Patienten vor allem Probleme mit Injektionen, der andere Teil der Gruppe jedoch mit dem Betrachten von Blut und Verletzungen hat. Es empfiehlt sich auch Patienten mit ähnlichen Zielvorstellungen in eine Gruppe aufzunehmen (z.B. Vorsorgeuntersuchung machen), da so weiterführende Expositionsübungen in der Gruppe unter Anleitung des Therapeuten geplant werden können.

Homogene Gruppen

Diagnostik

Hier wird genau erfragt, warum der Patient in Behandlung kommt. BSV-Phobiker haben in der Regel einen hohen Leidensdruck, der sie dazu veranlasst, professionelle Hilfe zu suchen. In den meisten Fällen vermeiden Betroffene notwendige medizinische Untersuchungen (vor allem aus Angst vor Blutabnahmen). Sehr häufig sind es aber auch konkrete medizinische Verfahren oder Eingriffe, die aus gesundheitlichen Gründen notwendig sind und die relativ zeitnah erfolgen sollten (z.B. Gastroskopie, Entfernen eines Muttermals), zu denen sich der Patient aber nicht durchringen kann. Insofern sind die Therapieziele der Patienten zum Teil hoch gesteckt und müssen einer realistischen Prüfung unterzogen werden. Häufig ist eine Einigung darauf hilfreich, dass ein Aushalten der Untersuchung bzw. eine Beherrschung der Angstsituation möglich sein soll, nicht jedoch eine völlige Angstfreiheit.

Realistische Zielformulierung finden

Dem Patienten wird vermittelt, dass eine detaillierte Diagnostik wichtig ist, um die Therapie individuellen Bedürfnissen anpassen zu können. In erster Linie wird das Problemverhalten detailliert exploriert. Dazu eignet sich der Interviewleitfaden im Anhang des Buches (vgl. S. 63). Besonderes Augenmerk sollte auf die Erhebung des Vermeidungsverhaltens sowie auf die Ohnmachtssymptomatik gelegt werden, da sich daraus die Planung der Einzelübungen ableiten lässt. Es ist zielführend, die individuellen Symptome einer Ohnmacht bzw. erste Warnzeichen für jeden Patienten zu eruieren (siehe Kasten auf S. 52).

Exploration des Problemverhaltens

Um komorbide Störungen zu erfassen (die eventuell zum Ausschluss vom Gruppenprogramm führen), wird mit dem Patienten das *Diagnostische Kurz-Interview bei Psychischen Störungen* (Mini-DIPS, Margraf, 1994) durchgeführt. Im Anschluss werden dem Patienten zwei störungsspezifische Selbstbeurteilungsskalen vorgegeben: die deutsche Übersetzung des

Multidimensional Blood/Injury Phobia Inventory (MBPI, Wenzel & Holt, 2003) von Gebhardt et al. (2010) und das ins Deutsche übersetzte *Medical Fear Survey* (MFS, Kleinknecht et al., 1996). Darüber hinaus werden die allgemeine Ekelempfindlichkeit und -sensitivität erhoben (*Fragebogen zur Erfassung der Ekelempfindlichkeit*, FEE, Schienle et al., 2002; *Skala zur Erfassung der Ekelsensitivität*, SEE, Schienle et al., 2010).

Am Ende der Diagnostiksitzung erfolgt die Einigung auf ein realistisches Therapieziel.

Fallbeispiel

Frau G. leidet unter eine BSV-Phobie mit ausgeprägter Tendenz, in BSV-relevanten Situationen in Ohnmacht zu fallen. Bei den störungsspezifischen Fragebögen erreicht sie bei den MBPI-Skalen „Spritzen", „Eigene Verletzung" und „Blut/Verletzung anderer" sowie bei den MFS-Skalen „Injektionen und Blutabnahmen", „Blut" sowie „Verstümmelung" die höchsten Werte. Frau G. weist eine durchschnittliche Ekelempfindlichkeit auf und hat keine Probleme mit der Regulation von Ekelgefühlen (Ekelsensitivität). Darüber hinaus wurde bei der Patientin eine Panikstörung diagnostiziert, wegen der sie sich schon seit drei Jahren in psychotherapeutischer Behandlung befindet.

Frau G. nennt zwei Ziele, die sie durch die Therapie erreichen möchte. Erstens möchte sie ein Verhütungsstäbchen, das vor Jahren unter die Haut eingesetzt wurde, entfernen lassen, zweitens möchte sie sich einer Gesundenuntersuchung (Vorsorgeuntersuchung, die in Österreich kostenfrei alle zwei Jahre für Personen im Alter über 40 Jahren angeboten wird) inklusive Blutabnahme unterziehen.

Gruppenbildung

Kommt der Therapeut zum Schluss, dass eine Phobie vom BSV-Typus vorliegt, meldet er dem Patienten dieses Ergebnis zunächst zurück und unterbreitet den Vorschlag einer Gruppenintervention. Ein wichtiges Einschlusskriterium für das vorliegende Programm ist, dass die Patienten eine starke Tendenz zeigen, in BSV-relevanten Situationen in Ohnmacht zu fallen. Trifft dies nicht zu, sollte ein anderes Programm (z. B. Angewandte Entspannung) zum Einsatz kommen. Die hier beschriebene Therapieform eignet sich für solche Patienten, bei denen die BSV-Phobie die primäre Störung ohne komplexeres Komorbiditätsmuster darstellt. So ist es sinnvoll, Patienten mit neben der BSV-Phobie bestehender Posttraumatischer Belastungsstörung oder auch schweren körperlichen Grunderkrankungen nicht in der Gruppe zu behandeln. Andere Komorbiditäten (z. B. Panikstörung) stellen kein Ausschlusskriterium dar. Da das körperliche Reaktions-

Einschlusskriterium ist eine deutliche Ohnmachtsneigung

50

muster bei einer Panikattacke Ähnlichkeiten zur Entwicklung einer vaso-vagalen Synkope aufweist (Aufmerksamkeitsfokus und katastrophisierende Interpretation körperlicher Symptome, die zu deren Verstärkung beitragen), kann das im Rahmen der BSV-Therapie Erlernte auf die Symptomatik der Panikstörung übertragen werden. Schließlich ist darauf zu achten, dass die Syndromschwere nicht zu stark innerhalb einer Gruppe variiert.

5.2 Zweite Sitzung (Gruppensetting)

Die zweite Behandlungssitzung dient der Psychoedukation mit Erarbeitung eines detaillierten individuellen Störungsmodells sowie eines Veränderungsmodells. Darüber hinaus erlernen die Patienten die Methode der Angewandten Anspannung und beginnen damit, diese während der Konfrontation einzusetzen. Je nachdem wie viel Zeit für die Erarbeitung der relevanten Themen benötigt wird, kann diese Sitzung auch zu zwei Sitzungen mit einer Dauer von zwei Stunden erweitert werden. Dies kann z. B. angezeigt sein, wenn neben der Angst das Thema des Ekels vor Blut und Verletzungen für die Patienten große Relevanz besitzt.

Störungs- und Veränderungsmodell

Psychoedukation

Die Patienten erhalten daraufhin Informationen, um ihnen ein plausibles Modell der Störung (inklusive der individuellen Entwicklungsgeschichte) und ein Veränderungsmodell der Störung zu vermitteln. Diese Phase sollte in ihrer Wirksamkeit nicht unterschätzt werden, da es bei einer unzureichenden Plausibilität der Psychotherapie beim Patienten zu Widerstand bis hin zum Abbruch der Therapie kommen kann.

Ein großer Teil der Patienten hat schon erlebt, mit ihrem Problem nicht ernst genommen, ja sogar beschimpft worden zu sein. Darüber hinaus denken viele Patienten, es würde sich bei ihnen um einen „Einzelfall" oder aufgrund der Ohnmachtsreaktion um einen „besonders schweren Fall" handeln. Hier kann bereits die Tatsache, dass es sich bei der BSV-Phobie um eine relativ häufige Störung handelt, und dass diese typischerweise mit einer Ohnmacht einhergeht, schon zu einer gewissen Erleichterung beim Patienten führen.

Darüber hinaus ist auch von Bedeutung, dass der Patient ein individuelles Entstehungsmodell für seine Störung findet. Dazu wird zunächst in der Gruppe exploriert, ob auslösende Erlebnisse in der Geschichte des Patienten auszumachen sind. Viele Patienten berichten von negativen Erlebnissen bei Blutabnahmen oder Impfungen, wobei meist die Angst vor der Ohnmachtsreaktion im Zentrum der Beschreibungen steht. Falls kein auslösendes Ereignis erinnert wird, kann der Therapeut darauf hinweisen, dass dies nicht unbedingt notwendig ist, und dass auch die Übermittlung von Information für die Entstehung von Phobien von Bedeutung sein kann. Der Patient erzählt, wie in seiner Familie mit dem Thema Blut, Spritzen und Verletzungen umgegangen wurde und ob eventuell auch Verwandte an derselben Störung leiden.

Individuelle Vorboten der Ohnmacht

Im Rahmen dieser Sitzung soll der Patient seine individuellen Vorboten der Synkope kennenlernen. Die Exploration der Ohnmachtssymptome kann etwa in einer Art Vorstellungsrunde passieren, in der jeder Patient gebeten wird, ein kürzlich erlebtes oder als sehr zentral empfundenes Erlebnis mit Blut, Spritzen oder Verletzungen zu erzählen. Folgende Fragen werden geklärt: Wo bzw. in welcher Situation trat die Angst auf? Welche Gedanken und Gefühle waren mit der Situation verbunden? Welche Körpersymptome traten auf? Welche Konsequenzen ergaben sich aus der Konfrontation bzw. wie ist die Situation ausgegangen?

Fallbeispiel

Frau G. beschreibt als individuelle Vorboten ihrer Ohnmacht folgende Körperempfindungen: Schon vor Beginn einer Untersuchung würde sie eine starke Verkrampfung und einen beschleunigten Herzschlag bemerken. Sie bekomme dann mit der Annäherung an die Situation einen immer größeren Kloß im Hals. Direkt in der Situation wären ihre Hände sehr kalt und würden stark schwitzen. Sie atme auch anders als sonst (beschreibt Hyperventilation). Irgendwann würde sie bemerken, dass sich das Körpergefühl verändere, dass sie weiche Knie bekomme und ihr schwindelig würde. Sie fühle dann ein Kribbeln (vor allem im Gesicht) und es würde ihr übel. Die Übelkeit beschreibt sie als „eine Übelkeit im Kopf, gar nicht so sehr im Bauch". In der Folge spüre sie ein Kältegefühl auf der Haut; das Sehfeld würde immer enger und dunkler. Alles würde ihr dann sehr weit entfernt erscheinen. Irgendwann würde sie dann auch nicht mehr gut hören, als habe sie „Watte in den Ohren". Dann wird sie bewusstlos.

Funktionalität von Angst und Ekel

Im Anschluss führt der Therapeut mit der Gruppe ein Gespräch über Angst und deren Funktionalität. Besonders die Rolle der Ohnmachtsreaktion bei Verletzungen wird den Patienten verständlich gemacht. Die Ohnmachtsreaktion ist als eine Art Schutzmechanismus des Körpers zu verstehen, um im Falle einer Verletzung den Blutverlust gering zu halten bzw. durch das Einnehmen einer waagrechten Haltung eine Umverteilung des Bluts im Körper zu bewirken. Die psychophysiologische Reaktion bei BSV-Phobikern zeigt einen diphasischen Verlauf, der zuerst zu einer sympathischen Aktivierung mit Herzraten- und Blutdrucksteigerung und dann zu einem Abfall der beiden Parameter, und schließlich zur Ohnmacht führt. Zum Abschluss bespricht der Therapeut auch das Thema „Ekel vor Blut", und es wird ein Verhaltensexperiment durchgeführt (Kontaminationskette). Die Gruppe erarbeitet die evolutionsbiologische Funktion des Ekels, den Menschen vor Krankheiten zu schützen.

Erwerb der Technik der Angewandten Anspannung

Aus dem bei den Patienten nun vorhandenem Störungswissen kann direkt das Behandlungsprinzip der Angewandten Anspannung abgeleitet werden. Die Patienten werden instruiert, bei Wahrnehmung beginnender Ohnmachtssymptome eine Anspannungstechnik anzuwenden, um der Gefäßerweiterung entgegenzuwirken, damit dem Herzen Blut zugeführt und der Blutdruck wieder stabilisiert wird. Die Übung der Angewandten Anspannung kann wie folgt angeleitet werden, wobei der Therapeut als Modell fungiert und die Sitzhaltung sowie die Anspannung demonstriert:

> „Ich erkläre und zeige Ihnen nun, wie die Methode der Angewandten Anspannung funktioniert. Bitte kreuzen Sie Ihre Beine und spannen Sie nun die Muskulatur in Beinen und Gesäß an. Falls Ihnen dies Schmerzen bereitet oder unangenehm ist, dann versuchen Sie auf eine andere Art eine Spannung in den Beinen zu erzeugen, z. B. indem Sie die Fersen auf dem Boden lassen und die Füße nach oben ziehen.
>
> Dann sollten Sie einen oder beide Arme anwinkeln und anspannen. Sie können eine dauernde Anspannung erzeugen, können aber zum Beispiel auch mit den Armen pumpende Bewegungen ausführen, wenn Ihnen dies angenehmer ist. Halten Sie die Spannung bis eine Wärmeempfindung im Gesicht entsteht, zumindest aber für 15 bis 20 Sekunden. Lassen Sie nun die Anspannung wieder los bis zum Ausgangspunkt (ohne in die Entspannung zu gehen) und pausieren Sie nun für 10 Sekunden. Wiederholen Sie nun die Übung insgesamt fünfmal."

Fallbeispiel

Frau G. hat anfänglich Probleme mit dem Überschlagen der Beine, da ihr dieses Schmerzen in den Hüften verursacht. Es gelingt ihr allerdings rasch, eine für sie angenehme Körperhaltung zu finden, in der sie das eine Bein nur partiell über das andere schlägt und die Beine zueinander drückt, um Spannung zu erzeugen.

Die Plausibilität der Angewandten Anspannung als Gegenregulationsmechanismus bezüglich der Ohnmacht kann auch durch folgenden Verhaltenstest demonstriert werden, für den man ein Handmessgerät für Blutdruck benötigt. Eine erste Messung erfolgt unter entspannter Bedingung. Dann wird der Patient gebeten, seine Extremitäten und Rumpf so lange

Begleitende Blutdruckmessung

anzuspannen bis sich eine Rötung des Kopfes zeigt. Die Wiederholungs-
messung (am besten am anderen Arm) erweist i. d. R. einen höheren systolischen Blutdruck.

Die Anspannungsübungen werden so lange eingeübt, bis der Patient sie
beherrscht und auch seinen Atemrhythmus gut auf die Übungen anpassen
kann.

Konfrontation in vivo unter Einsatz der Angewandten Anspannung

Im Rahmen der Konfrontation lernt der Patient, sich der gefürchteten Situation auszusetzen und seine Angstreaktion durch den direkten Einsatz seiner neu erlernten Bewältigungsstrategien zu regulieren. Wichtig ist hierbei, dass der Patient die Übung so lange fortsetzt, bis sich die Angst stark
reduziert hat oder sogar ganz verschwunden ist, da es sonst auf lange Sicht
sogar zu einer Verstärkung der Angst kommen kann.

Hierarchische Übungen Zu Beginn entwirft der Therapeut gemeinsam mit dem Patienten eine Hie-
rarchie gefürchteter Situationen. Dem Patienten wird erklärt, dass er nun
schrittweise an die gefürchtete Situation herangeführt wird. Wichtig ist
dabei, dass man die Übungen individuell für den Patienten anpasst und
dass diese als Hausübungen wiederholbar sind.

**Beispiel einer Angsthierarchie
bei Blut-Spritzen-Verletzungsphobie**

1. Betrachten von Bildern, die Blut und Wunden zeigen.
2. Betrachten von einem Röhrchen, in dem sich eine rote Flüssigkeit
   befindet.
3. Video ansehen, in dem eine Wunde genäht wird.
4. Video ansehen, in dem jemand eine Impfung erhält.
5. Video einer Blutabnahme ansehen.
6. Fingerstich mit einem Blutzuckermessgerät.
7. Video einer Operation am Herzen ansehen.
8. Impfung bei einem Arzt.
9. Blutabnahme bei einem Arzt.
10. Blut spenden gehen.

In einem ersten Schritt wird also die Methode der Angewandten Anspannung im Rahmen einer nicht allzu schwierigen Expositionsübung zur
Anwendung gebracht. Die Gruppe betrachtet gemeinsam verschiedene
Bilder auf einer Leinwand (z. B. Krankenhausgang, Blutabnahme, blu-
tende Wunde). Die Patienten sollen beim Beginn der ersten Vorboten
einer Ohnmacht die Übung einsetzen.

Der Therapeut hält die Patienten in regelmäßigen Abständen dazu an, ihre Angst und/oder Ekelreaktion auf einer Skala von 0 (keine Angst/kein Ekel) bis 10 (maximale Angst/maximaler Ekel) einzustufen. Durch dieses Vorgehen wird auch für den Patienten die Habituation der aversiven Reaktionen transparent. Eine Einstufung der Übung unter einem Wert von 3 ist als Hinweis zu werten, dass zur nächst-schwierigeren Übung fortgeschritten werden kann. Das getrennte Abfragen der Veränderung bezüglich der subjektiv wahrgenommenen Angst bzw. des Ekels ist insofern von Bedeutung, da neuere Studien gezeigt haben, dass Ekelreaktionen wahrscheinlich langsamer habituieren als Angstreaktionen (Olatunji et al., 2007). Da es aber auch Belege dafür gibt, dass eine unzureichend lange Konfrontation und eine mangelnde Habituation der aversiven Reaktionen zu einer Sensitivierung und in der Folge zu einer Verschlechterung der Symptomatik führen können, sollte unbedingt darauf geachtet zu werden, dass sich die aversiven Empfindungen des Patienten auf ein niedriges Niveau abgeschwächt haben, bevor man zur nächsten Übung weitergeht.

Ekel habituiert langsamer als Angst

Hausübung

Die Patienten erhalten am Ende dieser Sitzung Unterlagen, die allgemeine Fakten zur BSV-Phobie umfassen und von den Patienten hinsichtlich ihrer eigenen Störungssymptomatik bzw. individueller Lösungsansätze zu ergänzen sind (siehe Arbeitsblatt im Anhang, S. 67). Als Hausübung sollen die Patienten auch die Exposition mit den bereits bekannten Materialien (Bilder) weiterführen. Dazu werden die Unterlagen (z. B. Bilder, Videos) im Laufe der Therapie für die Patienten auf der Homepage der Ambulanz passwortgeschützt freigeschaltet. Patienten, die bezüglich ihrer Angsthierarchie noch unsicher sind, werden angehalten, zu Hause weiter auszuarbeiten, welche Übungen in welcher Abfolge für sie möglich sind. Darüber hinaus sollen solche Patienten Ekel-Expositionsübungen durchführen, wenn dies für ihre Symptomatik relevant ist.

Therapiematerialien

5.3 Dritte und vierte Sitzung

In der dritten und vierten Sitzung führt die Gruppe die Konfrontation in vivo mit begleitender Angewandter Anspannung in ansteigendem Schwierigkeitsgrad weiter. Zusätzlich werden kognitive Techniken zum Einsatz gebracht, um eine positive Selbstverbalisation und konkrete Handlungsoptionen zu erarbeiten.

Am Beginn jeder Sitzung diskutiert die Gruppe in einer kurzen Rückmeldungsrunde die aktuelle Symptomatik bzw. der Übungserfolg der letzten Woche. Danach erfolgt der Einstieg in die Konfrontation mit der Wieder-

Rückmeldungsrunde

holung der zuletzt erfolgreich durchgeführten Übung. Nach erfolgreicher Angst-/Ekelreduktion beim Betrachten der Bilder wird den Patienten das Video einer Blutabnahme vorgespielt. Danach demonstriert der Therapeut, wie er bei sich selbst einen Fingerstich mit einem Blutzuckermessgerät durchführt, was in der Folge von den Patienten wiederholt werden soll. Im Rahmen einer weiteren Übung schauen die Patienten in der Gruppe verschiedene Operationsvideos an.

Vermittlung konkreter Handlungsoptionen und Selbstverbalisations-Training

Formulieren positiver Gedanken

Es gilt, den Patienten anzuregen darüber nachzudenken, wie er die Situation für sich erträglich strukturieren kann. Auch die ängstlich verzerrten Kognitionen des Patienten sollen durch positive Gedanken ersetzt werden, welche die Bewältigung der gefürchteten Situation zum Inhalt haben. Dazu müssen zunächst die die Angstreaktion begleitenden bzw. diese verstärkenden Gedanken genau exploriert werden. Zunächst befragt der Therapeut den Patienten wie folgt:

> „Versetzen Sie sich bitte noch einmal in die von Ihnen gefürchtete Situation. Was genau ist das Schlimmste was Ihnen in dieser Situation widerfahren könnte? Welche Gedanken gehen Ihnen in dem Moment durch den Kopf?"

Viele Patienten berichten davon, die schlimmste Befürchtung sei in der entsprechenden Situation in Ohnmacht zu fallen. Oft werden auch Gefühle des Ausgeliefertseins, der Hilflosigkeit und des Kontrollverlustes berichtet. Seltener berichten Patienten davon, dass sie sich vor Schmerzen fürchten.

Anpassen der Rahmenbedingungen

Daraufhin befragt der Therapeut den Patienten, welche äußeren und inneren Rahmenbedingungen dazu führen könnten, dass sich seine Angst reduziert:

> „Was denken Sie, wie müsste die Situation beschaffen sein, damit Sie weniger Angst empfinden? Was am Verhalten der beteiligten Personen oder an der Beschaffenheit der Situation würde Ihre Angst reduzieren? Welche Gedanken würden Ihnen helfen die Situation durchzustehen?"

Fallbeispiel

Frau G. befürchtet vor allem, sich im Rahmen einer Ohnmacht zu verletzen. Darüber hinaus ist sie sehr besorgt, sie könnte „den anderen durch ihre Symptomatik Angst machen" oder „peinlich auffallen". Konkrete Gedanken, die ihr durch den Kopf gehen, sind „Ich werde gleich

ohnmächtig werden, umfallen und mich verletzen." bzw. „Ich bin unmöglich.". Frau G. hat es noch nie gewagt, einen Arzt auf ihre Angst hin
anzusprechen. Im Rahmen der Therapie gelingt es Frau G. zwei unterstützende Selbstverbalisationen zu formulieren: „Ich kann auf meinen
Blutdruck Einfluss nehmen." und „Der Arzt ist ein Profi und wird Verständnis für mich haben."

Frau G. beschließt, ihren Arzt auf ihre Angst hin anzusprechen, ihn auf
ihre Sorge bezüglich der Ohnmacht hinzuweisen und ihn darum zu bitten, in Zukunft während der Behandlungen die Anspannungsübungen
durchführen zu können.

Die Patienten notieren unterstützende Handlungsmöglichkeiten sowie Kognitionen in ihren Unterlagen. Die Kognitionen werden ab sofort auch im
Rahmen der Expositionsübungen zum Einsatz gebracht (vgl. Tab. 4).

Tabelle 4: Beispiele für unterstützende Handlungsoptionen und Selbstverbalisationen

Unter-stüt-zende Hand-lungsop-tionen	Vor einer entspre-chenden Situation	– Einen Arzt auswählen, dem man vertraut. – Bei neuen, unbekannten Ärzten um ein Aufklärungsgespräch bitten. – (Anfänglich) eine Begleitung wählen, die über die Angst Be-scheid weiß.
	Während einer entspre-chenden Situation	– Den Arzt informieren. – Blutabnahmen und Impfungen im Liegen vornehmen lassen. – Andere Untersuchungen, falls physikalisch möglich, im Liegen oder zumindest im Sitzen vornehmen lassen. – Vereinbarung eines Kontrollzeichens zur Unterbrechung der Behandlung (z. B. Heben der Hand). – Informationen über den Behandlungsablauf vom Arzt erfragen. – Anfänglich verschiedene Methoden, um die Aufmerksamkeit abzulenken, einsetzen; im späteren Verlauf Aufmerksamkeit direkt auf phobischen Stimulus lenken.
Unter-stüt-zende Selbst-verbali-sationen	Vor der entspre-chenden Situation	– Ich werde mir einen Arzt aussuchen, der auf meine Angst eingeht und bei dem ich mich wohlfühle. – Ich werde alle Rahmenbedingungen mit dem Arzt so abspre-chen, dass ich mich besser fühle. – Ich will diese Untersuchung machen, um meine Gesundheit zu fördern.
	Während der ent-spre-chenden Situation	– Ich kann etwas gegen meine Angst tun und habe Kontroll-möglichkeiten. – Ich weiß, wie ich meinen Blutdruck anheben und damit eine Ohnmacht verhindern kann. – Der Arzt wird die Behandlung unterbrechen, wenn ich ihm ein Zeichen gebe. – Ich bin stark und ich bleibe stark. – Viele Menschen haben vor Blutabnahmen Angst, ich bin mit dem Problem nicht allein. – Der Arzt ist ein Profi, er wird auf meine Angst eingehen.

5.4   Fünfte Sitzung

Umgang mit
Rückfällen
In dieser Sitzung führt die Gruppe die Konfrontation mit begleitender Angewandter Anspannung weiter. Am Ende der Sitzung erfolgt die Planung weiterer Übungen, und es wird der Umgang mit Rückfällen thematisiert.

Die Gruppe besucht gemeinsam einen Blutspendendienst des Roten Kreuzes, wo die Patienten zunächst beobachten können, wie dem Co-Therapeuten Blut abgenommen wird. In der Folge lassen die Patienten an sich selbst eine Blutabnahme durchführen.

Fallbeispiel
Frau G. ist unmittelbar vor der ersten Blutabnahme sehr angespannt. Sie äußert ihre schlimmste Befürchtung „Sie würde sicher sofort in Ohnmacht fallen". Während der Blutabnahme gelingt es der Patientin sehr gut, sich auf diese zu konzentrieren. Wider Erwarten der Patientin kommt es während der Blutabnahme zu keiner Ohnmacht.

Betonen der
Wichtigkeit
des Übens
Am Ende der fünften Sitzung bespricht der Therapeut mit den Patienten, welche Übungen sie in der Folge allein durchführen sollen. Er weist außerdem noch einmal auf die zentrale Rolle des Vermeidungsverhaltens und des regelmäßigen Übens hin.

Nach Abschluss der Therapie bittet der Therapeut die Patienten, den subjektiv empfundenen Therapieerfolg auf einer *Goal Attainment Skala* einzustufen:

Bitte stufen Sie den Grad der Zielerreichung für jedes Behandlungsziel ein:
1 = Ziel zu 100 % erreicht
2 = Ziel zu 75 % erreicht
3 = Ziel zu 50 % erreicht
4 = Ziel zu 25 % erreicht
5 = Ausgangszustand beibehalten
6 = Verschlechterung

Darüber hinaus erfragt der Therapeut, welches Therapieelement als hilfreich erlebt und deshalb in der Zukunft primär eingesetzt werden soll.

5.5   Nachsorge

Die Patienten vereinbaren einen telefonischen Rückmeldungstermin mit dem Therapeuten. Es empfiehlt sich, die Patienten dazu anzuhalten, nach erfolgreicher Durchführung einer Zielübung den Therapeuten zu kontaktieren und die Übung mit ihm gemeinsam zu reflektieren. Spätestens nach 6 Monaten aber sollte der Patient auf jeden Fall eine Rückmeldung über seine Übungserfolge geben. Für den Fall eines Rückschlages bespricht man mit dem Patienten einen Krisenmanagement-Plan.

6   Weiterführende Literatur

Marks, I. (1988). Blood-Injury Phobia: A Review. *American Journal of Psychiatry, 145,* 1207–1213.

Page, A. S. (1994). Blood-Injury Phobia. *Clinical Psychology Review, 14,* 443–461.

7   Literatur

Accurso, V., Winnicki, M., Shamsuzzaman, A. S. M., Wenzel, A., Johnson, A. K. & Somers, V. K. (2001). Predisposition to vasovagal syncope in subjects with blood/injury phobia. *Circulation, 104,* 903–907.

Alsonso, J., Angermeyer, C., Bernert, S., Bruffaerts, R., Brugha, T. S. et al. (2004). 12-month comorbidity patterns and associated factors in Europe: results from the European Study of the Epidemiology of Mental Disorders (ESEMeD) project. *Acta Psychiatrica Scandinavica, 109,* 28–37.

American Psychiatric Association. (2000). *Diagnostic and statistical manual of mental disorders, 4th edition text revision (DSM-IV-TR).* Washington, DC: American Psychiatric Press.

Ayala, E. S., Meuret, A. E. & Ritz, T. (2009). Treatments for blood-injury-injection phobia: A critical review of current evidence. *Journal of Psychiatric Research, 43,* 1235–1242.

Ayala, E. S., Meuret, A. E. & Ritz, T. (2010). Confrontation with blood and disgust stimuli precipitates respiratory dysregulation in blood-injection-injury phobia. *Biological Psychology, 84,* 88–97.

Bandura, A. (1983). Self-efficacy determinants of anticipated fears and calamities. *Journal of Personality and Social Psychology, 45,* 464–468.

Becker, E. S. & Hoyer, J. (2005). *Generalisierte Angststörung.* Göttingen: Hogrefe.

Becker, E. S., Rinck, M., Turke, V., Kause, P., Goodwin, R., Neumer, S. & Margraf, J. (2007). Epidemiology of specific phobia subtypes: findings from the Dresden Mental Health Study. *European Journal of Psychiatry, 22,* 9–74.

Bienvenu, O. J. & Eaton, W. W. (1998). The epidemiology of blood-injection-injury phobia. *Psychological Medicine, 28,* 1129–1136.

Bodycoat, N., Grauaug, L., Olson, A. & Page, A. C. (2000). Constant versus rhythmic muscle tension in applied tension. *Behaviour Change, 17,* 97–102.

Borda Mas, M., López Jiménez, A. M. & Pérez San Gregorio, M. A. (2010). Blood-Injection Phobia Inventory (BIPI): Development, reliability and validity. *Anales de Psicología, 26,* 58–71.

Bracha, H. S. (2004). Freeze, flight, fight, fright, faint; adaptationist perspectives on the acute stress response spectrum. *CNS Spectrums, 9,* 679–685.

Buodo, G., Sarlo, M., Codispoti, M. & Palomba, D. (2006). Event-related potentials and visual avoidance in blood phobics: Is there any attentional bias? *Depression and Anxiety, 23,* 304–311.

Buodo, G., Sarlo, M. & Munafò, M. (2010). The neural correlates of attentional bias in blood phobia as revealed by the N2pc. *Social Cognitive and Affective Neuroscience, 5,* 29–38.

Carr, A. (1999). *The handbook of child and adolescent clinical psychology.* London: Routledge.

Choy, Y., Fyer, A. J. & Lipsitz, J. D. (2007). Treatment of specific phobia in adults. *Clinical Psychology Review, 27,* 266–286.

Depla, M. F. I. A., ten Have, M. L., van Balkom, A. J. L. M. & de Graaf, R. (2008). Specific fears and phobias in the general population: Results from the Netherlands Mental Health Survey and Incidence Study (NEMESIS). *Social Psychiatry and Psychiatric Epidemiology, 43,* 200–208.

Diehl, R. R. (2005). Vasovagal syncope and Darwinian fitness. *Clinical Autonomic Research, 3,* 126–129.

Diener, H. C. & Putzki, N. (Hrsg.). (2008). *Leitlinien für Diagnostik und Therapie in der Neurologie* (4. Aufl.). Stuttgart: Thieme.

Ditto, B., Byrne, N. & Holly, C. (2009). Physiological correlates of Applied Tension may contribute to reduced fainting during medical procedures. *Annals of Behavioral Medicine, 37,* 306–314.

Flevari, P., Livanis, E. G. & Theodorakis, G. N. (2002). Vasovagal syncope: a prospective, randomized, crossover evaluation of the effect of propranolol, nadolol and placebo on syncope recurrence and patients' well-being. *Journal of the American College of Cardiology, 40,* 499–504.

France, C. R., France, J. L. & Patterson, S. M. (2006). Blood pressure and cerebral oxygenation responses to skeletal muscle tension: a comparison of two physical maneuvers to prevent vasovagal reactions. *Clinical Physiology and Functional Imaging, 26,* 21–25.

Fredrikson, M., Annas, P., Fischer, H. & Wik, G. (1996). Gender and age differences in the prevalence of specific fears and phobias. *Behaviour Research and Therapy, 34,* 33–39.

Gebhardt, C., Kämpfe-Hargrave, N. & Mitte, K. (2010). Die deutsche Version des Multidimensional Blood/Injury Phobia Inventory. *Zeitschrift für Klinische Psychologie und Psychotherapie, 39,* 97–106.

Hellström, K., Fellenius, J. & Öst, L. G. (1996). One versus five sessions of Applied Tension in the treatment of blood phobia. *Behaviour Research and Therapy, 34,* 101–112.

Hermann, A., Schäfer, A., Walter, B., Stark, R., Vaitl, D. & Schienle, A. (2007). Diminished medial prefrontal cortex activity in blood-injection-injury phobia. *Biological Psychology, 75,* 124–130.

Hirai, M., Cochran, H. M., Meyer, J. S., Butcher, J. L., Vernon, L. L. & Meadows, E. A. (2008). A preliminary investigation of the efficacy of disgust exposure techniques in a subclinical population with blood and injection fears. *Behaviour Change, 25,* 129–148.

60

Kendler, K. S., Gardner, C. O., Annas, P., Neale, M. C., Eaves, L. J. & Lichtenstein, P. (2008). A longitudinal twin study of fears from middle childhood to early adulthood. *Archives of General Psychiatry, 65,* 421–429.

Kleinknecht, R. A., Kleinknecht, E. E., Sawchuk, C., Lee, T. & Lohr, J. (1999). The Medical Fear Survey: Psychometric properties. *The Behavior Therapist, 22,* 109–119.

Kleinknecht, R. A. & Lenz, J. (1989). Blood/injury fear, fainting, and avoidance of medically-related situations: a family correspondence study. *Behaviour Research and Therapy, 27,* 537–547.

Kleinknecht, R. A., Thorndike, R. M. & Walls, M. M. (1996). Factorial dimensions and correlates of blood, injury, injection and related medical fears: Cross validation of the Medical Fear Survey. *Behaviour Research and Therapy, 34,* 323–331.

Klorman, R., Weerts, T. C., Hastings, J. E., Melamed, B. G. & Lang, P. J. (1974). Psychometric description of some specific-fear questionnaires. *Behavior Therapy, 5,* 401–409.

Kroenke K., Spitzer R. L., Williams J. B. W., Linzer, M., Hahn, S. R., de Gruy, F. V. & Brody, D. (1994). Physical symptoms in primary care. Predictors of psychiatric disorders and functional impairment. *Archives of Family Medicine, 3,* 774–779.

Kozak, M. & Montgomery, G. K. (1981). Multimodal behavioral treatment of recurrent injury-scene, elicited fainting (vasodepressor syncope). *Behavioural and Cognitive Psychotherapy, 9,* 316–321.

Lichtenstein, P. & Annas, P. (2000). Heritability and prevalence of specific fears and phobias in childhood. *Journal of Child Psychology and Psychiatry, 41,* 927–937.

Lipsitz, L. A., Morin, R., Gagnon, M., Kiely, D. & Medina, A. (1997). Vasomotor instability preceding tilt-induced syncope: does respiration play a role? *Journal of Applied Physiology, 83,* 383–390.

Margraf, J. (1994). *Diagnostisches Kurz-Interview bei psychischen Störungen, Mini-DIPS.* Berlin: Springer.

Marks, I. (1988). Blood-injury phobia: a review. *American Journal of Psychiatry, 145,* 1207–1213.

Merckelbach, H., de Jong, P. J., Arntz, A. & Schouten, E. (1993). The role of evaluative learning and disgust sensitivity in the etiology and treatment of spider phobia. *Advances in Behavior Research and Therapy, 15,* 243–255.

Morschitzky, H. (2004). *Angststörungen. Diagnostik, Konzepte, Therapie, Selbsthilfe* (3. Aufl.). Wien: Springer.

Olatunji, B. O., Sawchuk, C. N., Moretz, M. W., David, B., Armstrong, T. & Ciesielski, G. (2010). Factor structure and psychometric properties of the Injection Phobia Scale-Anxiety. *Psychological Assessment, 22,* 167–179.

Olatunji, B. O., Smits, J. A. J., Connolly, K., Willems, J. & Lohr, J. M. (2007). Examination of the decline in fear and disgust during exposure to threat-relevant stimuli in blood-injection-injury phobia. *Journal of Anxiety Disorders, 21,* 445–455.

Öst, L. G. (1987). Applied Relaxation: Description of a coping technique and review of controlled studies. *Behaviour Research and Therapy, 25,* 397–409.

Öst, L. G. (1992). Blood and injection phobia: background and cognitive, physiological, and behavioral variables. *Journal of Abnormal Psychology, 101,* 68–74.

Öst, L. G. (2009). Spezifische Phobien. In J. Margraf & S. Schneider (Hrsg.), *Lehrbuch der Verhaltenstherapie* (3. Aufl.). Heidelberg: Springer.

Öst, L. G., Hellström, K. & Kaver, A. (1992). One versus five sessions of exposure in the treatment of injection phobia. *Behavior Therapy, 23,* 263–282.

Öst, L. G., Fellesius, J. & Sterner, U. (1991). Applied Tension, exposure in vivo, and tension-only in the treatment of blood phobia. *Behaviour Research and Therapy, 29,* 561–574.

Öst, L.G. & Sterner, U. (1987). Applied Tension: A specific behavioral method for the treatment of blood phobia. *Behaviour Research and Therapy, 25,* 25–29.

Öst, L.G., Sterner, U. & Fellesius, J. (1989). Applied Tension, Applied Relaxation, and the combination in the treatment of blood phobia. *Behaviour Research and Therapy, 27,* 109–121.

Page, A.C. (1998). Blood-Injury-Injection Fears and Fainting: Nature, Assessment and Management. *Behaviour Change, 15,* 160–164.

Page, A.C., Bennett, K.S., Carter, O., Smith, J. & Woodmore, K. (1997). The Blood-Injection Symptom Scale (BISS): Assessing a structure of phobic symptoms elicited by blood and injections. *Behaviour Research and Therapy, 35,* 457–464.

Page, A.C. & Martin, N.G. (1998). Testing a Genetic Structure of blood-injury-injection fears. *American Journal of Medical Genetics, 81,* 377–384.

Parry, S.W. & Kenny, R.A. (1999). Managing vasovagal syncope. *Quaterly Journal of Medicine, 92,* 697–705.

Penfold, K. & Page, A.C. (1999). The effect of distraction on within-session anxiety reduction during brief in vivo exposure for mild blood-injection fears. *Behavior Therapy, 30,* 607–621.

Ritz, T., Wilhelm, F.H., Gerlach, A.L., Kullowatz, A. & Roth, W.T. (2005). End-Tidal pCO2 in blood phobics during viewing of emotion- and disease-related films. *Psychosomatic Medicine, 67,* 661–668.

Ritz, T., Wilhelm, F.H., Meuret, A.E., Gerlach, A.L. & Roth, W.T. (2009). Do blood phobia patients hyperventilate during exposure by breathing faster, deeper, or both? *Depression and Anxiety, 26,* E60–E67.

Sarlo, M., Buodo, G., Devigili, A., Munafò, M. & Palomba, D. (2011). Emotional sensitization highlights the attentional bias in blood-injection-injury phobics: An ERP study. *Neuroscience Letters, 490,* 11–15.

Sarlo, M., Buodo, G., Munafò, M., Stegagno, L. & Palomba, D. (2008). Cardiovascular dynamics in blood phobia: Evidence for a key role of sympathetic activity in vulnerability to syncope. *Psychophysiology, 45,* 1038–1045.

Sartory, G., Rachman, S. & Grey, S.J. (1982). Return of fear: The role of rehearsal. *Behaviour Research and Therapy, 20,* 123–134.

Sartory, G. & Wannemüller, A. (2010). *Zahnbehandlungsphobie.* Göttingen: Hogrefe.

Schäfer, A., Scharmüller, W., Leutgeb, V., Köchel, A. & Schienle, A. (2010). Are blood-injection-injury stimuli different from other negative categories? An ERP study. *Neuroscience Letters, 478,* 171–174.

Schienle, A., Dietmaier, G., Leutgeb, V. & Ille, R. (2010). Eine Skala zur Erfassung der Ekelsensitivität. *Zeitschrift für Klinische Psychologie und Psychotherapie, 39,* 80–86.

Schienle, A., Schäfer, A., Hermann, A., Walter, B., Stark, R. & Vaitl, D. (2006). fMRI responses to pictures of mutilation and contamination. *Neuroscience Letters, 393,* 174–178.

Schienle, A., Schäfer, A., Walter, B., Stark, R. & Vaitl, D. (2005). Elevated disgust sensitivity in blood phobia. *Cognition and Emotion, 19,* 1229–1241.

Schienle, A., Walter, B., Stark, R. & Vaitl, D. (2002). A questionnaire for the assessment of disgust sensitivity. *Zeitschrift für Klinische Psychologie und Psychotherapie, 31,*110–120.

Schneider, S. & Margraf, J. (2006). *DIPS – Diagnostisches Interview bei psychischen Störungen* (3. Aufl.) Berlin: Springer.

Sheldon, R., Rose, S., Connolly, S., Ritchie, D. Koshman, M.L. & Frenneaux, M. (2006). Diagnostic criteria for vasovagal syncope based on a quantitative history. *European Heart Journal, 27,* 344–350.

Steptoe, A. & Wardle, J. (1988). Emotional fainting and the psychophysiologic response to blood and injury: Autonomic mechanisms and coping strategies. *Psychosomatic Medicine, 50*, 402–417.

Trumpf, J., Mar Vriends, N., Meyer, A. & Becker, E S. (2010). Predictors of specific phobia in young women: a prospective community study. *Journal of Anxiety Disorders, 24*, 87–93.

Vögele C., Coles J., Wardle J. & Steptoe A. (2003). Psychophysiologic effects of Applied Tension on the emotional fainting response to blood and injury. *Behaviour Research and Therapy, 41*, 139–155.

Wenzel, A. & Holt, C.S. (2003). Validation of the Multidimensional Blood/Injury Phobia Inventory: Evidence for a unitary construct. *Journal of Psychopathology and Behavioral Assessment, 25*, 203–211.

Wittchen, H.-U., Zaudig, M. & Fydrich, T. (1997). *Strukturiertes Klinisches Interview für DSM-IV, Achse 1 (SKID), deutsche Version.* Göttingen: Hogrefe.

8   Anhang

Interviewleitfaden zur Blut-Spritzen-Verletzungsphobie[1]

1. Empfinden Sie starke Angst/starken Ekel vor …

Blut? . . . . □ Ja □ Nein

Spritzen?

    Injektionen (z. B. Impfungen)? . . . . □ Ja □ Nein

    Blutabnahmen? . . . . □ Ja □ Nein

Verletzungen?. . . . . □ Ja □ Nein

Medizinischen Behandlungen?. . . . . □ Ja □ Nein

Welcher Art? _____

_____

---

1   © Schienle und Leutgeb, PsyAmb, Universität Graz

2. Wie äußert sich diese Angst? Was passiert in der entsprechenden Situation?

Körperlich: _____

_____

_____

Emotional: _____

_____

_____

Gedanken: _____

_____

_____

Offenes Verhalten: _____

_____

_____

3. Was befürchten Sie, was bei Konfrontation mit (...) passieren könnte

_____

_____

_____

4. Sind Sie in Zusammenhang mit (...) schon einmal ohnmächtig bzw. fast ohnmächtig geworden?

☐ Ja   ☐ Nein

Falls Ja:

Wann ist dies zum ersten Mal passiert? _____

_____

Wann ist dies zuletzt passiert? _____

_____

Wie häufig passiert es, dass Sie bei (…) (fast) ohnmächtig werden? _____

_____

5. Wie stark würden Sie selbst Ihre Angst vor (…) einschätzen (Skala 1 bis 10)?

Stärke der Angst: _____

**6. Wie hoch würden Sie das Leiden durch die Störung einstufen (persön-
liche, berufliche, soziale Beeinträchtigung; Skala 1 bis 10)?**

Leiden/Beeinträchtigung durch Angst: _____

**7. Wie stark glauben Sie, dass Ihre Angst vor (…) unangemessen oder
übertrieben ist? (Skala 1 bis 10; 1 = sehr unangemessen, 10 = völlig
angemessen)**

Einschätzung der Angemessenheit: _____

8. Welche Situationen vermeiden Sie aufgrund Ihrer Angst?

_____

_____

Wann war Ihre letzte Blutabnahme? _____

_____

Gehen Sie Blut spenden? _____

_____

Wann haben Sie Ihre letzte Impfung erhalten? _____

_____

Wann waren Sie zum letzten Mal beim Arzt? _____

_____

9. Gab es einen spezifischen Auslöser/ein schlimmes Erlebnis?

Medizinische Vorgeschichte/Zusammenhänge: _____

_____

_____

_____

_____

_____

_____

_____

_____

_____

10. Gab es bisher schon Behandlungsversuche (Selbsttherapie, Therapie, medikamentöse Maßnahmen)?

_____

_____

_____

_____

_____

_____

_____

_____

_____

_____

Informationen für Patienten
mit Blut-Spritzen-Verletzungsphobie[2]

1. Warum haben wir überhaupt Angst?

Das Gefühl der Angst und ihre begleitenden Körperempfindungen sind sinnvolle Reaktionen, die uns Menschen davor schützen sollen, uns leichtfertig in Gefahr zu begeben. Bei den sogenannten „Spezifischen Phobien" kommt es zu Angstreaktionen auf verschiedene Situationen oder Objekte (z. B. Spinnen, Zahnarztbesuche, etc.), die in der Regel von Patienten als „unangemessen stark" erkannt werden. Beeinträchtigt die Angst das Alltagsleben, kann es nötig sein sich psychotherapeutische Hilfe zu suchen. Bei der Behandlung von Spezifischen Phobien, hat sich die Verhaltenstherapie als sehr hilfreich erwiesen.

2. Wie entsteht Angst vor Blut, Spritzen und Verletzungen?

Sehr häufig sind negative Erfahrungen die Ursache von Ängsten in spezifischen Situationen, etwa schon eine einmalige Ohnmacht bei einer Blutabnahme oder ein unangenehmer Zahnarztbesuch.

Kommt man wieder in dieselbe Situation, wird diese automatisch als „gefährlich" erkannt, und es entsteht ein Gefühl der Angst. Die mit der Angst einhergehenden Körpersymptome (Herzklopfen, Zittern, Schwitzen, Schwindel, Ohnmacht) werden auch als bedrohlich wahrgenommen und verstärken wiederum das Gefühl sich in einer bedrohlichen Lage zu befinden.

Da diese Angst sehr unangenehm ist, beginnt man immer mehr Situationen zu vermeiden, die die Angst auslösen (z. B. keine Blutabnahmen mehr machen; wegsehen, wenn man eine Verletzung hat). Dieses „Vermeiden" vermittelt uns jedoch ein trügerisches Gefühl: Da die Angst auf diesem Weg gering bleibt, lernen wir daraus, dass es „gut" ist, zu vermeiden. Dies bestärkt wiederum die Annahme, die Situation könnte wirklich gefährlich sein.

In der Therapie versucht man nun diesen „Teufelskreis" zu unterbrechen, indem man sich gezielt der gefürchteten Situation aussetzt, um die Angst in den Griff zu bekommen.

Mein Vermeidungsverhalten:

_____

_____

_____

---

2   © Schienle und Leutgeb, PsyAmb, Universität Graz

Meine automatischen Gedanken:

_____

_____

_____

Meine automatischen Körperreaktionen:

_____

_____

_____

3. Die Bedeutung der Ohnmachtsreaktion bei Blut-Spritzen-Verletzungs-phobien

Rund 75 % der Patienten mit Blut-Spritzen-Verletzungsphobie sind schon einmal in einer phobischen Situation (Blutabnahme, Arztbesuch, kleinere Verletzung etc.) ohnmächtig geworden.

Die Ursache dafür ist ein „Schutzmechanismus" unseres Körpers: Es kommt zu einem rapiden Abfall des Blutdrucks und der Herzrate, um den Blutverlust gering zu halten, würde es tatsächlich zu einer Verletzung kommen. Dies führt jedoch zu einer kurzfristigen Minderversorgung des Gehirnes mit Blut und in der Folge zu einem Bewusstseinsverlust. Dieser Vorgang ist (bis auf das mögliche Verletzungsrisiko beim Fallen) gesundheitlich unbedenklich.

4. Was kann ich tun? Die Methode der „Angewandten Anspannung"

Im Rahmen der „Angewandten Anspannung" erlernen Patienten ihre individuellen körperlichen Zeichen einer beginnenden Ohnmacht zu erkennen und diesen mittels verschiedener Übungen gegenzusteuern.

Erste Zeichen einer beginnenden Ohnmacht sind sehr häufig Veränderungen der Atmung (schneller, flacher), Schwitzen, Kälteschauer, Ohrgeräusche, verändertes Sehen, Übelkeit etc.

Meine Vorboten einer Ohnmacht:

_____

_____

_____

Die im Folgenden beschriebene Technik soll bewirken, dass durch Muskelanspannung das Blut in den Gefäßen zum Herzen zurückgedrückt wird, wodurch der Blutdruck wieder steigt: Dazu wird die Muskulatur in Armen, Beinen und dem Rumpf fest angespannt, bis ein Wärmegefühl im Gesicht entsteht, zumindest aber für 15 bis 20 Sekunden. Dann wird die Anspannung losgelassen bis zum Ausgangspunkt ohne zu entspannen. Nach einer Pause von ca. 20 Sekunden wird die Übung insgesamt fünfmal wiederholt.

5. Was könnte mir außerdem noch helfen?

Die Kommunikation mit dem Arzt

Häufig haben Patienten in Untersuchungssituationen negative Erfahrungen gemacht und erwarten daher nicht ernst genommen zu werden bzw. fürchten sich davor, sich „peinlich" zu benehmen.

Eine gute und offene Kommunikation mit dem Arzt kann die Angst bedeutend reduzieren. Wichtig ist dabei vor allem, dem Arzt überhaupt einmal mitzuteilen, dass man Angst empfindet und zur Ohnmacht neigt. Darüber hinaus können konkrete Absprachen bezüglich der Rahmenbedingungen getroffen werden, etwa dass eine Blutabnahme nur im Liegen gemacht wird, oder dass man währenddessen Anspannungsübungen durchführt. Außerdem kann auch abgesprochen werden, dass auf ein bestimmtes Zeichen hin eine Untersuchung pausiert oder abgebrochen wird (etwa beim Zahnarzt).

Diese Punkte möchte ich mit meinem Arzt besprechen:

_____

_____

_____

_____

_____

_____

_____

Positive Selbstgespräche und bewusste Aufmerksamkeitssteuerung

Bei Phobien kommt es in Angstsituationen zu bestimmten Gedankengängen, die für die Bewältigung ungünstig sind, z. B. „Ich werde garantiert in Ohnmacht fallen.", „Es wird für mich eine peinliche Situation entstehen." oder „Die Behandlung wird fürchterlich weh tun."

Durch diese negativen Gedanken werden die Körpersymptome der Angst noch verstärkt und das Angstniveau gesteigert. Die Gedanken können gezielt durch positive, unterstützende Selbstgespräche ersetzt werden. Wann immer Angstgefühle vor einer entsprechenden Situation auftreten, sagen Sie sich selbst Ihre individuell entworfenen Sätze, d. h. sprechen Sie sich selbst gut zu (z. B. „Ich werde das schaffen.", „Es dauert nicht lange und dann habe ich es geschafft.").

Außerdem hilft es, in der entsprechenden Situation seine Aufmerksamkeit nicht auf die unangenehmen Körperempfindungen zu richten, sondern auf andere Inhalte, wie etwa die Kommunikation mit dem Arzt, die Farbe der Untersuchungsgeräte etc.

Dieser Satz hilft mir in der Angstsituation:

_____

_____

_____

Darauf konzentriere ich mich in der Angstsituation:

_____

_____

_____

Achten Sie auf Ihre Atmung!

Sowohl im Vorfeld einer medizinischen Untersuchung als auch während dieser kann eine tiefe und ruhige Atmung zur Entspannung beitragen.

Setzen Sie sich dazu ruhig hin und atmen Sie tief durch die Nase ein. Achten Sie darauf, zuerst den Bauch- und dann erst den Brustraum mit Atemluft zu füllen. Dies kann durch das Auflegen der Hände auf den Bauch gut spürbar gemacht werden. Halten Sie dann den Atem kurzzeitig an und atmen Sie dann durch den Mund aus. Achten Sie darauf, länger aus- als einzuatmen.

Sie können die Entspannungsreaktion noch durch ein „Ruhebild" verstärken, etwa durch das Vorstellen eines angenehmen Ortes (an einem Strand liegen, durch einen Wald spazieren etc.).

Mein Ruhebild:

_____

_____

70

6. Wie geht es weiter?

Wie bei allen anderen Spezifischen Phobien ist auch bei der Blut-Spritzen-Verletzungsphobie vor allem eines für den Therapieerfolg entscheidend: immer wieder zu üben und sich der gefürchteten Situation auszusetzen. Dabei können Sie sehr individuell vorgehen. Achten Sie darauf, sich Situationen in ansteigendem Schwierigkeitsgrad auszusetzen. Starten Sie einen neuen Versuch, falls eine Übung nicht beim ersten Anlauf gelingt. Falls Sie das Gefühl haben, dass die Angst wieder schlimmer wird, zögern Sie nicht, auch Ihren Therapeuten/Ihre Therapeutin zu kontaktieren, um ihn/sie um Unterstützung zu bitten.

Ich nehme mir vor, jeden Tag zu Hause …

☐ die Methode der Angewandten Anspannung zu üben.

☐ einen Gedanken/Satz zu finden, der mir in der Angstsituation hilft.

☐ ein Detail zu finden, auf das ich mich in der Angstsituation konzentrieren kann.

☐ einen langsamen, regelmäßigen Atemrhythmus zu üben.

☐ mir zu überlegen, wie ich den Arzt informiere und meine Wünsche mitteile.

Diese Übungen möchte ich am Ende der Therapie durchführen (z. B. eine Vorsorgeuntersuchung machen, Blut spenden etc.):

1. _____

2. _____

3. _____

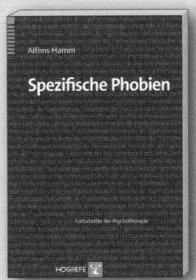

Alfons Hamm

Spezifische Phobien

(Reihe: »Fortschritte der
Psychotherapie«, Band 27)
2006, VI/75 Seiten,
€ 19,95 / CHF 28,50
(Im Reihenabonnement
€ 15,95 / CHF 22,90)
■ ISBN 978-3-8017-1612-7

Das Buch gibt einen Überblick über die verschiedenen
Subtypen von Spezifischen Phobien. Neben der
Diagnostik wird v.a. die Behandlung der unterschied-
lichen Formen von Spezifischen Phobien praxisorien-
tiert beschrieben. Der Schwerpunkt liegt dabei auf
der Darstellung des Vorgehens bei der Expositions-
behandlung. Zudem werden wichtige Aspekte zur
Gestaltung der therapeutischen Beziehung bei der
Anwendung dieser für die Patienten oft belastenden
Behandlungsmethode dargestellt.

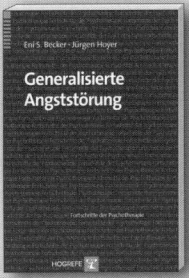

Eni S. Becker · Jürgen Hoyer

Generalisierte
Angststörung

(Reihe: »Fortschritte der
Psychotherapie«, Band 25)
2005, VII/97 Seiten,
€ 19,95 / CHF 28,50
(Im Reihenabonnement
€ 15,95 / CHF 22,90)
■ ISBN 978-3-8017-1426-0
💿 E-Book € 16,99 / CHF 24,99

Diagnostik und Behandlung der Generalisierten
Angststörung gelten nach wie vor als schwierig.
Umso wichtiger ist es, die neuen Modelle und die
neuen Behandlungsmöglichkeiten bei dieser Störung kennen zu lernen. Der Band liefert eine praxis-
nahe Darstellung des diagnostischen Vorgehens
bei der Generalisierten Angststörung und zeigt
aktuelle kognitiv-verhaltenstherapeutische Ansätze
auf, die spezifisch für dieses Störungsbild entwickelt
wurden: Sorgenexposition, kognitive Therapie nach
Wells und Angewandte Entspannung.

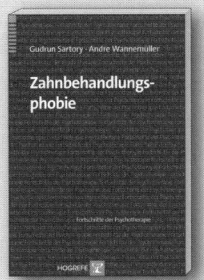

Gudrun Sartory
André Wannemüller

Zahnbehandlungs-
phobie

(Reihe: »Fortschritte der
Psychotherapie«, Band 42)
2010, 88 Seiten,
€ 19,95 / CHF 28,50
(Im Reihenabonnement
€ 15,95 / CHF 22,90)
■ ISBN 978-3-8017-2221-0
💿 E-Book € 16,99 / CHF 24,99

Das Buch liefert einen Leitfaden zur Behandlung von
Patienten mit einer Zahnbehandlungsphobie. Es
informiert über die psychosozialen und gesundheitlichen Folgeprobleme einer Zahnbehandlungsphobie,
beschreibt das diagnostische Vorgehen und stellt psychotherapeutische (Kurz-) Interventionen vor. Diese
reichen von der Einführung der Klienten in die psychotherapeutische Behandlung bis hin zur konkreten
Anwendung und Durchführung spezieller Techniken.
Schritt für Schritt wird eine Kurztherapie vorgestellt,
die von den Autoren entwickelt und deren Wirksamkeit wiederholt überprüft wurde und die inzwischen
routinemäßig in einer Zahnklinik angeboten wird.

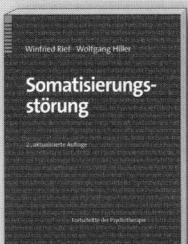

Winfried Rief · Wolfgang Hiller

Somatisierungs-
störung

(Reihe: »Fortschritte der
Psychotherapie«, Band 1)
2., aktualisierte Auflage 2011,
VIII/92 Seiten, € 19,95 / CHF 28,50
(Im Reihenabonnement
€ 15,95 / CHF 22,90)
■ ISBN 978-3-8017-2126-8
💿 E-Book € 16,99 / CHF 24,99

Das Buch liefert einen praxisorientierten Leitfaden
zur Behandlung von Patienten mit einer Soma-
tisierungsstörung. Ein Ziel des therapeutischen
Vorgehens besteht darin, das bei den Betroffenen
oftmals vorhandene organische Krankheitsmodell zu
einem psychosomatischen Verständnis zu erweitern,
um sie so für eine Psychotherapie zu motivieren.
Die hierzu eingesetzten Interventionen umfassen
u. a. Selbstbeobachtungen, Verhaltensexperimente,
Biofeedback und kognitive Therapiemethoden.

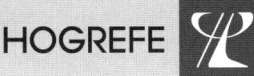

HOGREFE

Hogrefe Verlag GmbH & Co. KG
Merkelstraße 3 · 37085 Göttingen · Tel.: (0551) 99950-0 · Fax: -111
E-Mail: verlag@hogrefe.de · Internet: www.hogrefe.de

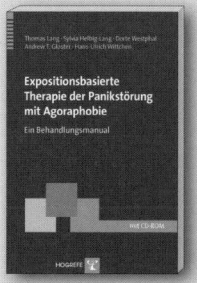
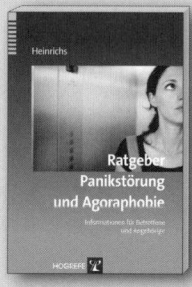
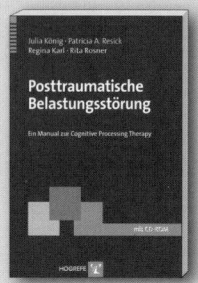
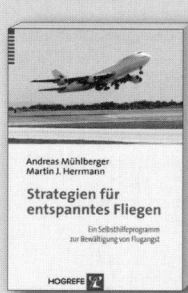
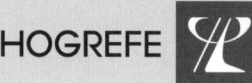